中医启蒙丛书

零起点学脉诊

任健 编著

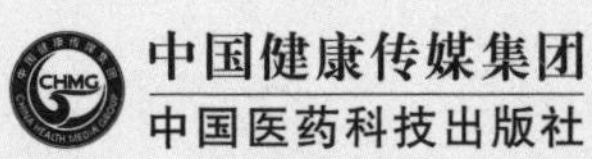

中国健康传媒集团
中国医药科技出版社

内容提要

脉诊是中医辨证论治的基础，许多中医初学者在学习脉诊时，由于缺少系统知识的学习，很难领会并运用，所以，很需要这方面的图书。本书主要介绍了中医脉诊理论基础，主要包括脉诊方法、正常和病理脉象、妇人和小儿脉、脉诊的注意事项，并对肺系、心系、脑系、脾胃、肝胆、肾系、气血津液和肢体经络疾病按病因病机、辨证论治和预防调护的方式进行介绍，且配有简图，便于读者能更好地理解。本书内容丰富，深入浅出，非常适合初学脉诊的人员及中医爱好者阅读。

图书在版编目（CIP）数据

零起点学脉诊 / 任健编著. — 北京：中国医药科技出版社, 2017.8
（中医启蒙丛书）
ISBN 978-7-5067-9352-0

Ⅰ. ①零… Ⅱ. ①任… Ⅲ. ①脉诊 – 基本知识 Ⅳ.①R241.2

中国版本图书馆CIP数据核字(2017)第121987号

零起点学 脉诊

美术编辑 陈君杞
版式设计 大隐设计

出版 中国健康传媒集团 | 中国医药科技出版社
地址 北京市海淀区文慧园北路甲 22 号
邮编 100082
电话 发行：010-62227427 邮购：010-62236938
网址 www.cmstp.com
规格 710 × 1000mm $^{1}/_{16}$
印张 $15^{1}/_{2}$
字数 207 千字
版次 2017 年 8 月第 1 版
印次 2021 年 3 月第 4 次印刷
印刷 三河市万龙印装有限公司
经销 全国各地新华书店
书号 ISBN 978-7-5067-9352-0
定价 35.00 元

获取新书信息、投稿、为图书纠错，请扫码联系我们。

前言

从流传几千年的针灸、推拿，到拯救数百万人生命的抗疟药物青蒿素；从泳坛名将菲尔普斯在里约奥运会上，向世界展示了火罐在身上烙下的“中国印”，到G20峰会期间，许多外宾和记者朋友寻访中医方面的服务。近年来，“中医热”不断掀起风潮，自学中医的人也越来越多。但中医学博大精深，其理论抽象难懂，普通读者自学起来比较枯燥。为此，我们一直在探索用更加喜闻乐见的形式来普及中医文化。

为了帮助渴望了解中医、学习中医的读者更快地迈进中医的“大门”，中医启蒙丛书对中医学知识进行了提炼，挑选出最基础、最核心和最实用的知识点，用通俗流畅的语言和清晰准确的线条图加以讲解，帮助读者快速理解和掌握。

考虑到中医爱好者的实际需求，中医启蒙丛书从中医基础理论、中医诊断学、中药学、针灸学、脉学、中医必读歌诀六个方向入手，凝练出《零起点学中医》《零起点学中医诊断》《零起点学中药》《零起点学针灸》《零起点学脉诊》《零起点学中医歌诀》六个分册。广大中医爱好者一卷在手，不仅可以帮助您走近中医，还可以助您轻松地学习中医，并在日常生活中指导您的养生保健。希望丛书能让更多人从零起点、零距离开始接触中医，了解中医，感悟中医，热爱中医。

特别值得一提的是，中医启蒙丛书打破了以往中医图书的形式束缚，用图和表的形式，简明而形象地传达出中医学的关键知识点，对于抽象的理论和易混知识点都配以图表，比如每味中药配有插图，每个穴位、舌象附有示意图等，帮助读者加深理解记忆。更重要的是，为热爱中医、想探究中医奥秘的普通读者开启了一条快乐学中医的新路。

当然，由于时间有限，书中内容难免有不足或欠妥之处。在此诚心恳请广大读者在阅读中及时记录并反馈给我们，以便及时对丛书进行修订完善。

编者

2017 年 8 月

零起点学脉诊

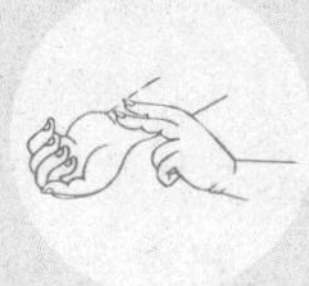

目录

第十一章　辨脉诊治脾胃系病证

第十二章　辨脉诊治肝胆系病证

第十三章　辨脉诊治肾系病证

第十四章　辨脉诊治气血津液病证

第十五章　辨脉诊治肢体经络病证

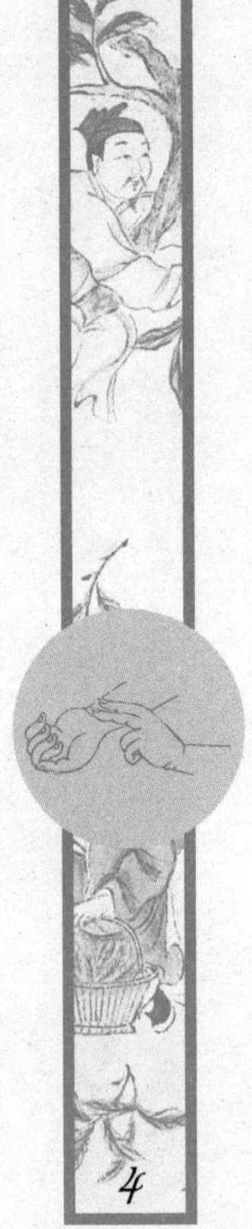

第一章
脉诊是中医独特的瑰宝

中医离不开“切脉”

中医神秘的原因之一，就在于它的脉诊。试想一位鹤发童颜、长须飘飘的老中医手指按在一位就诊者手臂的画面，就能让人好奇而充满遐想。

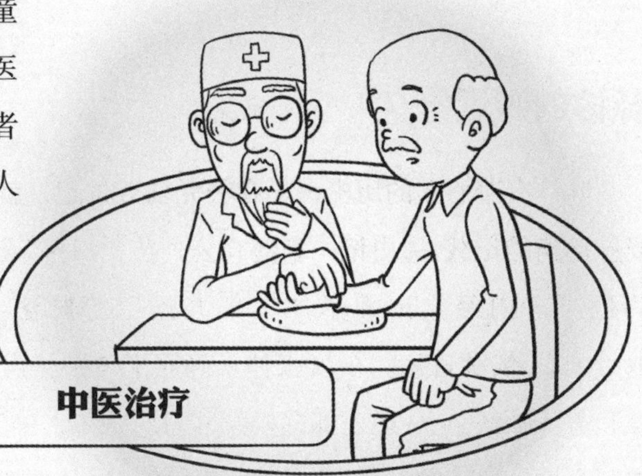

中医诊察收集病情资料的基本方法主要包括望、闻、问、切“四诊”。

通过视觉诊察
望
闻
问
切
即触诊，通过触觉诊察
通过听觉和嗅觉观察
通过问答诊断

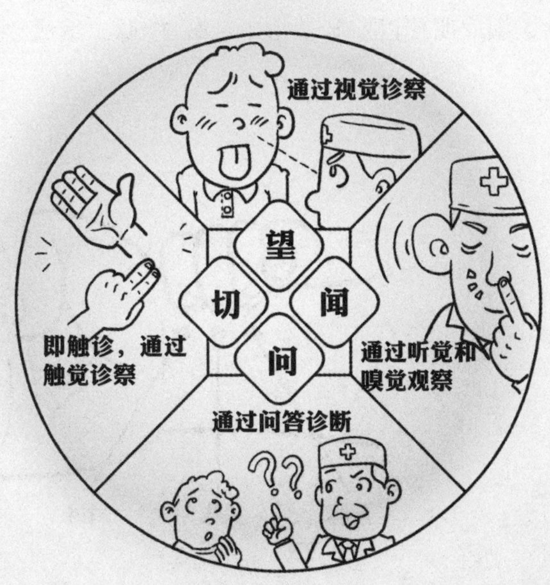

“切诊”是医生通过用手触按病人的动脉脉搏和肌肤、手足、胸腹、腧穴等部位，测知脉象变化及有关异常征象，从而了解病变情况的诊察方法。脉诊又称切脉，是医生用手指对病人身体某些特定部位的动脉进行切按，体验脉动应指的形象，以了解其健康或病情情况，辨别病证的一种诊察方法。

虽然中医诊断讲究“四诊”综合应用，但是脉诊是必不可少的一项，因为脉诊对疾病的辨证分型非常重要。要真正了解和掌握中医，必须要学习和掌握好脉诊。

脉诊的源远悠久

脉诊有着悠久的历史，早在公元前五世纪，就有著名医家扁鹊擅长候脉诊病的记载。《史记 · 扁鹊仓公列传》曰：“今天下之言脉者，由扁鹊也。”《内经》记载了“三部九候”等脉法；《难经》弘扬“独取寸口”候脉言病。东汉张仲景确立了“平脉辨证”的原则。西晋王叔和著《脉经》，分述三部九候、寸口脉法等，确定了 24 种脉象，是我国现存最早的脉学专著。明代张景岳《景岳全书 · 脉神章》对脉神、正脉 16 部、脉之常变、脉之顺逆与从舍等论述甚详。李时珍的《濒湖脉学》撷取明代以前脉学精华，载 27 脉，编成“七言诀”，附有《四言举

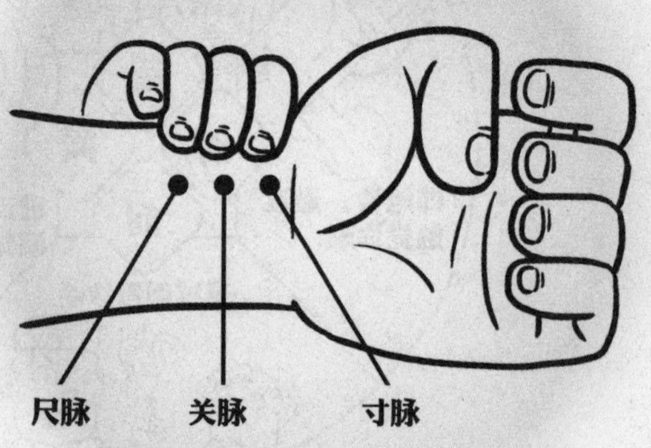

要》，易于诵习。李中梓的《诊家正眼》增定脉象为 28 种。此外，李延昰《脉诀汇辨》、张澄《诊宗三昧》、黄宫绣《脉理求真》、周学霆《三指禅》等脉学专著，对于脉理辨析，临证经验互相印证，颇为实用。

脉诊依靠医者手指的灵敏触觉加以体验而识别，因此，学习脉诊既要熟悉脉学的基本知识，又要掌握切脉的基本技能，反复训练，仔细体会，才能逐步识别各种脉象，并有效地运用于临床。

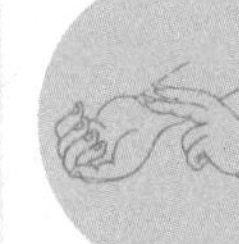

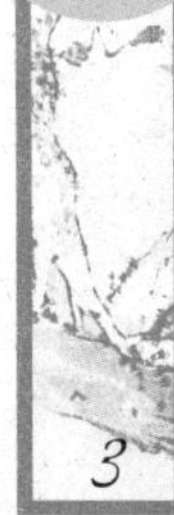

第二章 神奇的诊脉

什么是脉象

脉象是手指感觉脉搏跳动的形象，或称为脉动应指的形象。人体的血脉贯通全身，内连脏腑，外达肌表，运行气血，周流不休，所以，脉象能够反映全身脏腑功能、气血、阴阳的综合信息。脉象的产生，与心脏的搏动、心气的盛衰、脉管的通利和气血的盈亏及各脏腑的协调作用直接有关。

心、脉是形成脉象的主要脏器

1. 心脏的搏动

在宗气和心气的作用下，心脏一缩一张有节律地搏动，推动血液进入脉管而形成脉搏。《素问·五脏生成》说："诸血者，皆属于心。"《素问·六节脏象论》说："心者，……其充在血脉。"这些论述说明，脉动源出于心，脉搏是心功能的具体表现。因此，脉搏的跳动与心脏搏动的频率、节律基本一致。

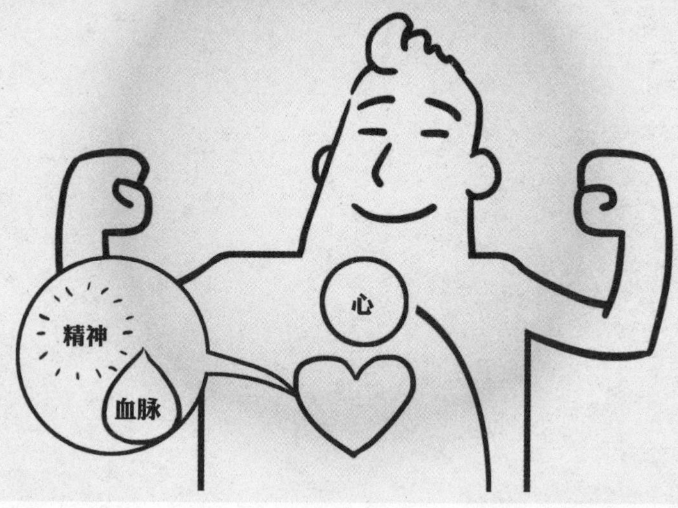

2. 脉管的舒缩

《素问·脉要精微论》说："夫脉者，血之府也。"脉是气血运行的通道。《灵枢·决气》说："壅遏营气，令无所避，是谓脉。"说明脉管尚有约束、控制和推进血液沿着脉管运行的作用。当血液由心脏排入脉管，则脉管必然扩张，然后血管依靠自身的弹性收缩，压迫血液向前运行，脉管的这种一舒一缩功能，既是气血周流、循行不息的重要条件，也是产生脉搏的重要因素。所以脉管的舒缩功能正常与否，能直接影响脉搏，产生相应的变化。

3. 心阴与心阳的协调

心血和心阴是心脏生理功能活动的物质基础，心气和心阳是心脏的功能活动。心阴、心阳的协调，是维持脉搏正常的基本条件。

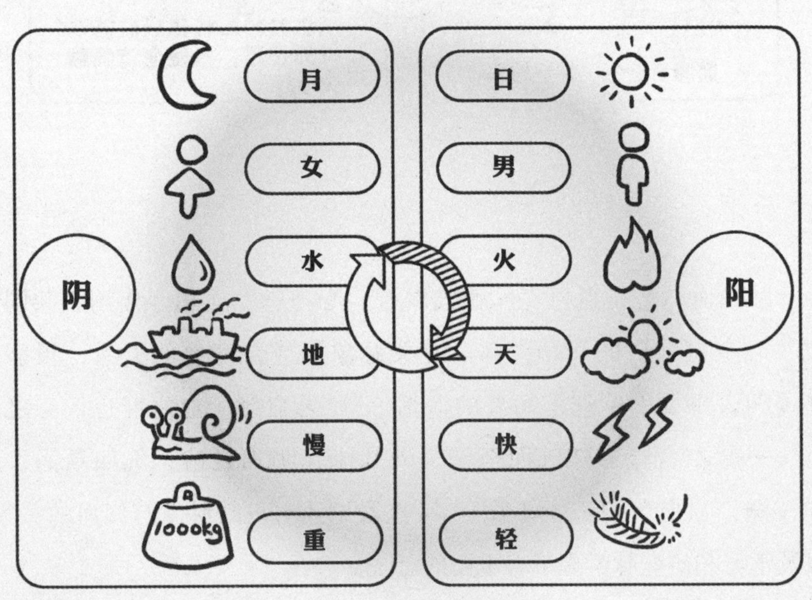

当心气旺盛，血液充盈，心阴、心阳调和时，心脏搏动的节奏和谐有力，脉搏亦从容和缓，均匀有力。反之，可以出现脉搏的过大过小，过强过弱，过速过迟或节律失常等变化。

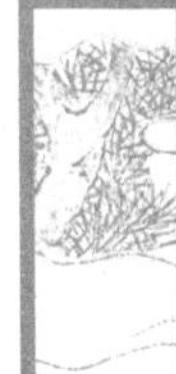

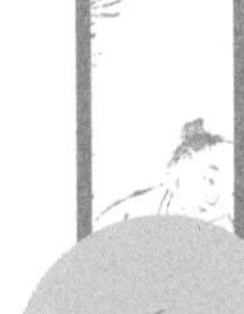

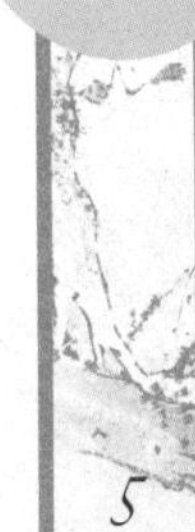

气血是形成脉象的物质基础

气、血是构成人体组织和维持生命活动的基本物质。脉道必赖血液以充盈，因而血液的盈亏，直接关系到脉象的大小；气属阳主动，血液的运行全赖于气的推动，脉的壅遏营气有赖于气的固摄，心搏的强弱和节律亦赖气的调节，因此，气的作用对脉象的影响更为重大。若气血不足，则脉象细弱或虚软无力；气滞血瘀，可以出现脉象细涩而不畅；气盛血流薄疾，则脉多洪大滑数等。

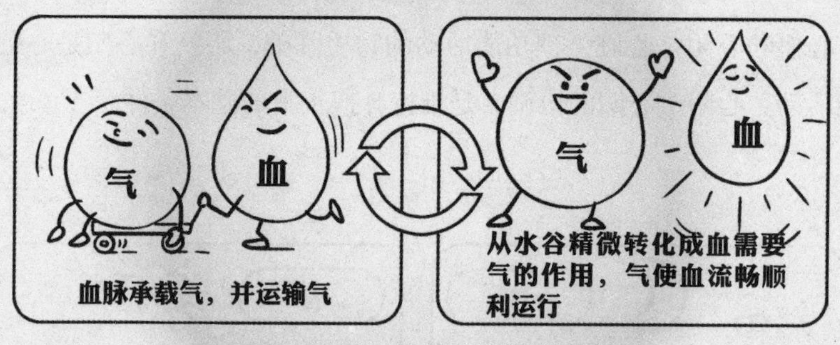

脉乃血脉，赖血以充，赖气以行。心与脉、血相互作用，共同形成“心主血脉”的活动整体。有关脉象形成与气血的关系，崔嘉彦在《四言举要》中作了简要的概括：“脉乃血脉，血之府也，心之合也……脉不自行，随气而至，气动脉应，阴阳之谊，气如橐籥，血如波澜，血脉气息，上下循环。”这段论述对理解脉象与气血的关系，以及学习和研究脉学理论有重要的意义。

其他脏腑与脉象形成的关系

脉象的形成不仅与心、脉、气、血有关，同时与脏腑的整体功能活动亦有密切关系。

肺主气，司呼吸。肺对脉的影响，首先体现在肺与心，以及气与血的功能联系上。由于气对血有运行、统藏、调摄等作用，所以肺的呼吸运动是主宰脉动的重要因素，一般情况下，呼吸平缓则脉象徐和；呼吸加快，脉率亦随之急促；呼吸匀和深长，脉象流利盈实；呼吸急迫浅促，或肺气壅滞而呼吸困难，脉象多呈细涩；呼吸不已则脉动不止，呼吸停息则脉搏亦难以维持。因而前人亦将脉搏称为脉息，并有“肺朝百脉”之谓。

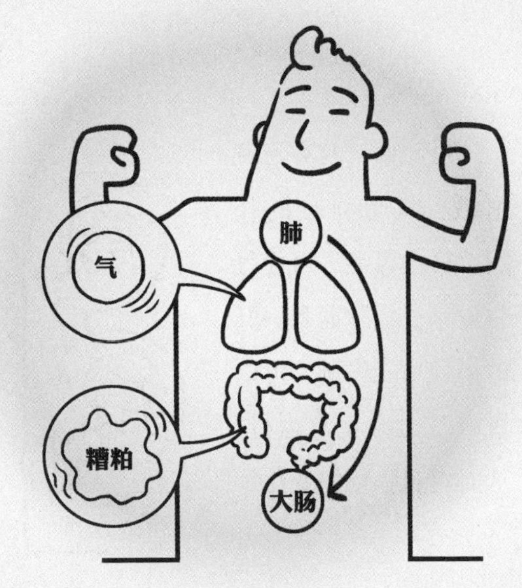

脾胃能运化水谷精微，为气血生化之源、后天之本。气血的盛衰和水谷精微的多寡，表现为脉之“胃气”的多少。脉有胃气为平脉（健康人的脉象），胃气少为病脉，无胃气为死脉，所以临床上根据胃气的盛衰，可以判断疾病预后的善恶。同时，血液之所以能在脉管中正常运行而形成脉搏，还依赖脾气的统摄与裹护，使血液不溢于脉管之外而在脉管内运行，即“脾主统血”之谓。

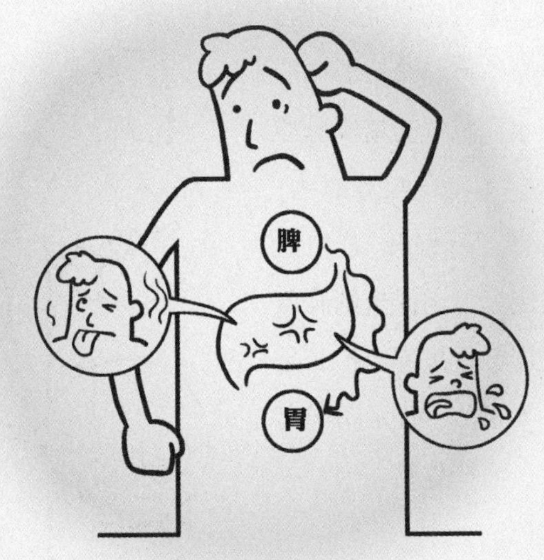

　　肝藏血，具有贮藏血液、调节血量的作用。肝主疏泄，可使气血调畅，经脉通利。肝的生理功能失调，可以影响气血的正常运行，从而引起脉象的变化。

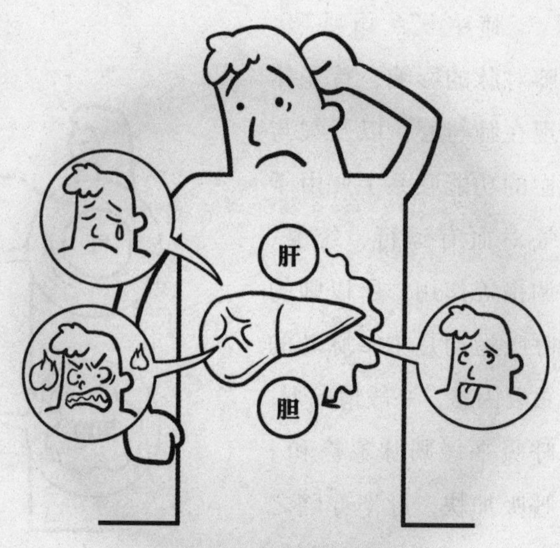

　　肾藏精，为元气之根，是脏腑功能的动力源泉，亦是全身阴阳的根本。肾气充盛则脉搏重按不绝，尺脉有力，是谓“有根”。若精血衰竭，虚阳浮越则脉象变浮，重按不应指，是为无根脉，提示阴阳离散、病情危笃。

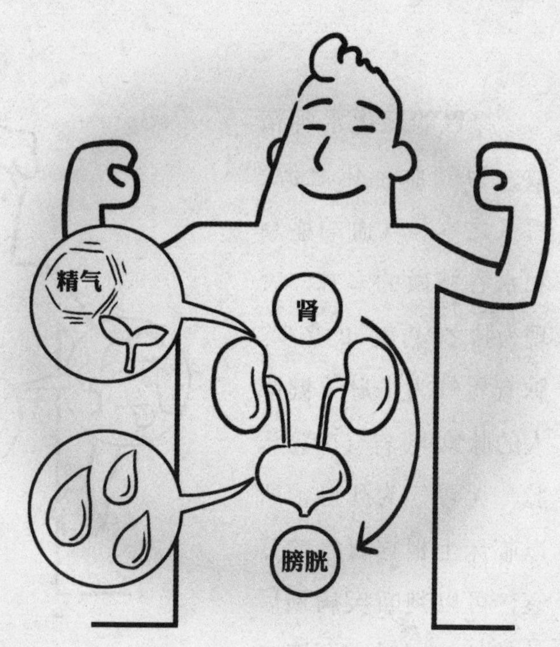

诊脉部位

历史上关于诊脉部位有多种记载。《素问·三部九候论》有三部九候诊法；《灵枢·终始》提出人迎寸口相参合的诊法；《素问·五脏别论》有独取寸口可以诊察全身状况的论述。汉代张仲景吸取人迎、寸口脉相比较的思路，在《伤寒杂病论》中常用寸口、趺阳或太溪的诊法。"独取寸口"的理论，经《难经》的阐发，到晋代王叔和的《脉经》，不仅理论上已趋完善，方法亦已确立，从而得到推广运用，一直沿用至今。

（一）三部九候诊法

三部九候诊法，又称为遍诊法，出自《素问·三部九候论》，是遍诊上、中、下三部有关的动脉，以判断病情的一种诊脉方法。

上为头部、中为手部、下为足部。上、中、下三部又各分为天、地、人三候，三三合而为九，故称为三部九候诊法。

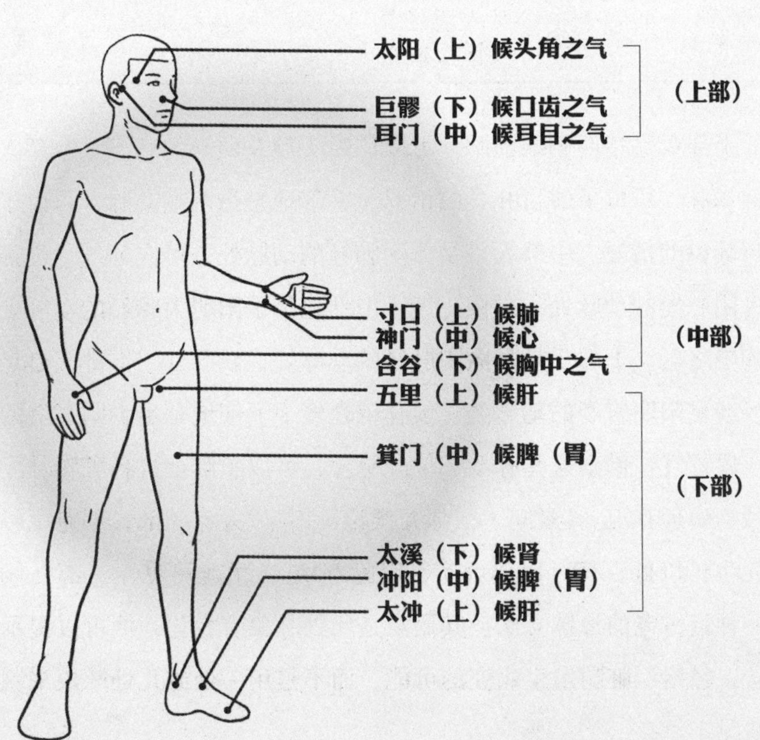

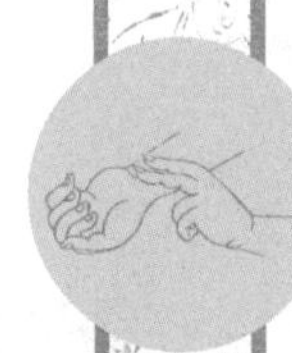

遍诊法诊脉部位及临床意义

三部	九候	相应经脉和穴位	所属动脉	诊断意义
上部（头）	天	足少阳经（两额动脉）太阳穴	颞浅动脉	候头角之气
	地	足阳明经（两颊动脉）巨髎穴	面动脉（颌内动脉）	候口齿之气
	人	手少阳经（耳前动脉）耳门穴	颞浅动脉	候耳目之气
中部（手）	天	手太阴经寸口部的太渊穴、经渠穴	桡动脉	候肺之气
	地	手阳明经合谷穴	拇主要动脉	候胸中之气
	人	手少阴经神门穴	尺动脉	候心之气
下部（足）	天	足厥阴经五里穴或太冲穴	股动脉或跖背动脉	候肝之气
	地	足少阴经太溪穴	胫后动脉跟支	候肾之气
	人	足太阴经箕门穴或足阳明冲阳穴	股动脉或足背动脉	候脾胃之气

上部天是指两侧颞动脉，可以反映头额及颞部的病痛；上部人是指耳前动脉，可以了解目和耳的情况；上部地是指两颊动脉，可以了解口腔与牙齿的情况。中部天是手太阴肺经的动脉处，可候肺气；中部人是手少阴心经的动脉处，可候心气；中部地是手阳明大肠经的动脉处，可候胸中之气。下部天是足厥阴肝经的动脉处，候肝气；下部人是足太阴脾经或足阳明胃经的动脉处，候脾胃之气；下部地是足少阴肾经的动脉处，候肾气。诊察这些脉动部位的脉象，可以了解全身各脏腑、经脉的生理、病理状况。《素问·三部九候论》曰："人有三部，部有三候，以决死生，以处百病，以调虚实，以除邪疾。"由此可见，三部九候诊法是一种最古老的诊脉方法。其用意是何处脉象有变化，便可以提示相应部位、经络、脏腑发生病变的可能，而不是用一处或几处脉象来测知全身情况。

（二）人迎寸口诊法

人迎寸口诊法，是对人迎和寸口脉象互相参照，进行分析的一种方法，它比遍诊法简单。

《灵枢·终始》提出："持其脉口人迎，以知阴阳有余不足，平与不平。"寸口（桡动脉）主要反映内在脏腑的情况，人迎（颈总动脉）主要反映体表的情况，二者是相应的，来去大小亦相一致。

按照《内经》的认识，在正常情况下，春夏季人迎脉稍大于寸口脉；秋冬季寸口脉稍大于人迎脉。如果人迎脉大于寸口脉一倍、二倍、三倍时，说明疾病由表入里，并以表邪盛为主；如果人迎脉大于寸口脉四倍则名为"外格"，脉大而数者是危重的证候。反之，如果寸口脉大于人迎脉一倍、二倍、三倍时，为寒邪在里，或内脏阳虚；如果寸口脉大于人迎脉四倍则名为"内关"，脉大而数者亦为危重征象。

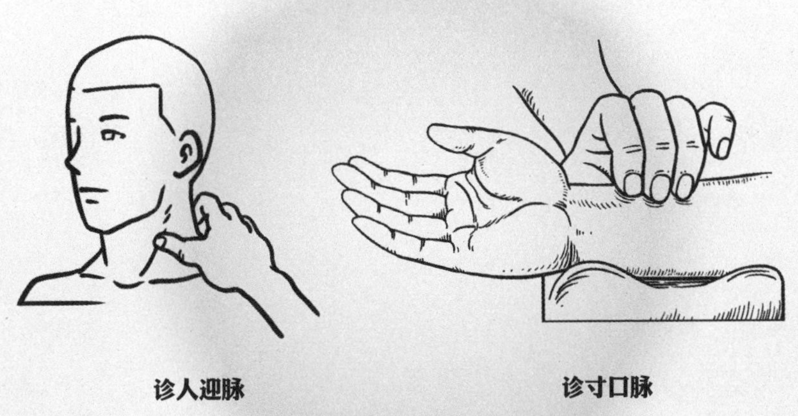

诊人迎脉　　诊寸口脉

（三）仲景三部诊法

张仲景在《伤寒杂病论》中常用寸口、趺阳、太溪三部诊法。

三部诊法是以诊寸口脉候脏腑病变，诊趺阳脉候胃气，诊太溪脉候肾气。现在这种方法多在寸口无脉搏或者观察危重病人时运用。如两手寸口脉象十分微弱，而趺阳脉尚有一定力量时，提示病人的胃气尚存，尚有救治的可能；如趺阳脉难以触及时，提示病人的胃气已绝，难以救治。

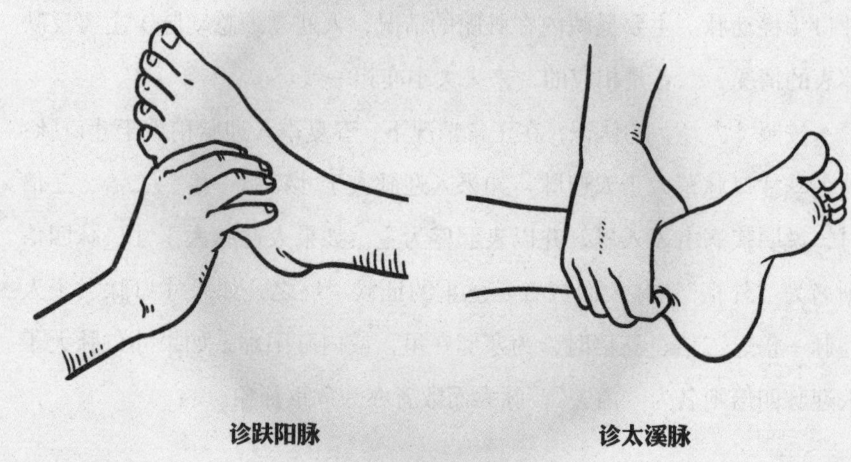

诊趺阳脉　　诊太溪脉

（四）寸口诊法

寸口又称气口或脉口。寸口诊法是指切按桡骨茎突内侧一段桡动脉的搏动，根据其脉动形象，以推测人体生理、病理状况的一种诊察方法。

1. 寸口部位

寸口脉分为寸、关、尺三部。通常以腕后高骨（桡骨茎突）为标记，其内侧的部位为关，关前（腕侧）为寸，关后（肘侧）为尺。两手各有寸、关、尺三部，共六部脉。寸、关、尺三部又可施行浮、中、沉三候。《难经·十八难》说：“三部者，寸、关、尺也；九候者，浮、中、沉也。”由此

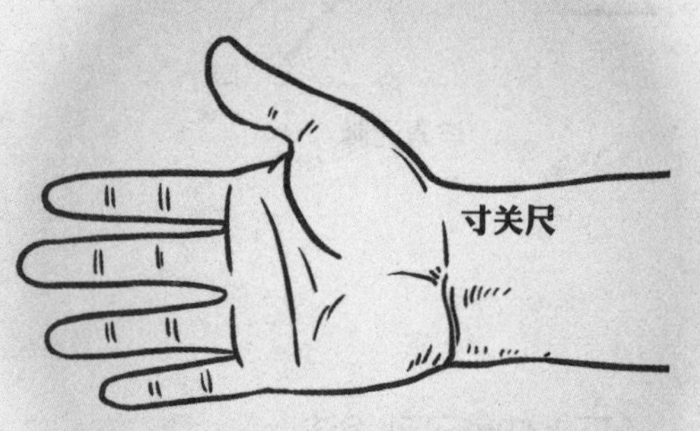

寸口脉的寸关尺示意

可见，寸口诊法的三部九候和遍诊法的三部九候名同而实异。

2. 寸口脉的诊病原理

《素问·五脏别论》说："胃者水谷之海，六腑之大源也。五味入口，藏于胃，以养五脏气，气口亦太阴也。是以五脏六腑之气味，皆出于胃，变见于气口。"《难经·一难》指出："十二经皆有动脉，独取寸口，以决五脏六腑死生吉凶之法，何谓也？然，寸口者，脉之大会，手太阴之脉动也。"以上说明诊脉独取寸口的依据：（1）寸口部为"脉之大会"。寸口脉属手太阴肺经之脉，气血循环流注起始于手太阴肺经，营卫气血遍布周身，又终止于肺经，复会于寸口，为十二经脉的始终。脉气流注肺而总汇聚于寸口，故全身各脏腑生理功能的盛衰、营卫气血的盈亏均可从寸口部的脉象上反映出来。（2）寸口部脉气最明显。寸口部是手太阴肺经经穴经渠和输穴太渊的所在处，为手太阴肺经经气流注和经气渐旺，以至达到最旺盛的特殊反应点，故前人有"脉会太渊"之说，其脉象变化最有代表性。（3）寸口脉可反映宗气的盛衰。肺脾同属太阴经，脉气相通，手太阴肺经起于中焦，而中焦为脾胃所居之处，脾将通过胃所受纳腐熟的食物之精微上输于肺，肺朝百脉而将营气与呼吸之气布散至全身，脉气变化见于寸口，故寸口脉动与宗气一致。（4）寸口处为桡动脉，位于桡骨茎突处，其行径较为固定，解剖位置亦较浅表，毗邻组织比较分明，方便易行，便于诊察，且脉搏强弱易于分辨。同时，诊寸口脉沿用已久，在长期医疗实践中，积累了丰富的经验，所以说寸口部为诊脉的理想部位。

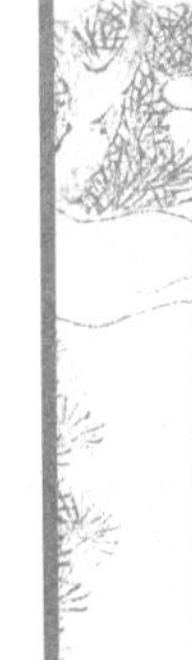

3. 寸口分候脏腑

关于寸关尺分候脏腑，文献记载有不同说法。从下表可以看出，寸口六部脏腑分候中，五脏及胃、胆、膀胱的分属部位，各家所说皆同，分歧主要在大、小肠和三焦。产生分歧的主要原因不外两个方面：一是根据脏腑经络相表里的关系，把肺与大肠定位于右寸，心与小肠定位于左寸；另一种是根据脏腑的解剖位置，"尺主腹中"，所以把大、小肠定位在尺部；将尺部定为三焦者，只是个别医家的意见。

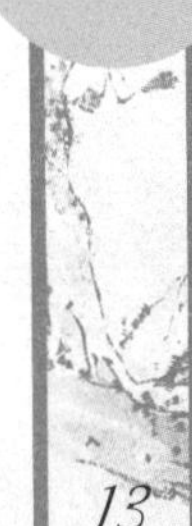

现在临床上一般是根据《内经》“上竟上”“下竟下”的原则，即上（寸脉）以候上（身躯上部），下（尺脉）以候下（身躯下部），来划分寸口三部所分候的脏腑：左寸候心，右寸候肺，并统括胸以上及头部的疾病；左关候肝胆，右关候脾胃，统括膈以下至脐以上部位的疾病；两尺候肾，并包括脐以下至足部疾病。

此外，也有不分寸、关、尺，但以浮、中、沉分候脏腑的方法，如以左手浮取候心，中取候肝，沉取候肾；右手浮取候肺，中取候脾，沉取候肾（命门）。

寸口诊法的脏腑相应定位，在临床实践中积累了丰富的经验。但其中还存在着一些理论和实际问题，有待进一步研究。

寸口与脏腑相应的几种说法比较

文献	寸		关		尺		说明
	左	右	左	右	左	右	
难经	心	肺	肝	脾	肾	肾	大、小肠配心肺，是表里相属；右肾属火，故右尺亦候命门
	小肠	大肠	胆	胃	膀胱	命门	
脉经	心	肺	肝	脾	肾	肾	
	小肠	大肠	胆	胃	膀胱	三焦	
景岳全书	心	肺	肝	脾	肾	肾小肠	小肠配右尺是火居火位；大肠配左尺是金水相从
	心包络	膻中	胆	胃	膀胱大肠	三焦命门	
医宗金鉴	心	肺	肝	脾	肾	肾	小肠配左尺，大肠配右尺，是以尺候腹中的相应部位，故又以三焦分配寸、关、尺三部
	膻中	胸中	胆膈	胃	膀胱小肠	大肠	

常用寸口三部分候脏腑

寸口	寸	关	尺
左	心 膻中	肝胆 膈	肾 小腹（膀胱、小肠）
右	肺 胸中	脾胃	肾 小腹（大肠）

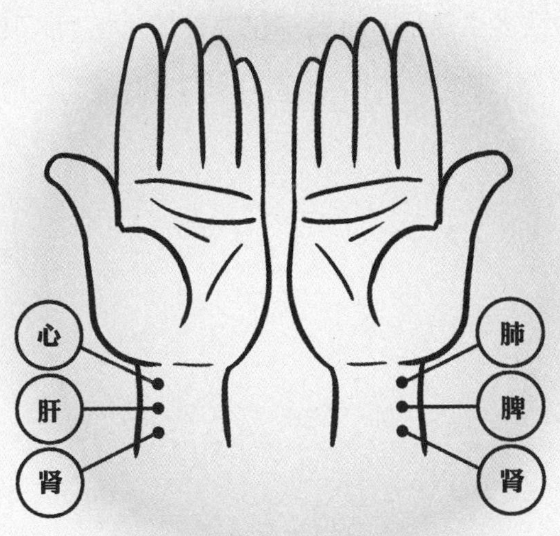

关于寸口分候脏腑的理论根据，诸说不一。

（1）根据气血阴阳的理论而确定。中医学认为，右手偏旺于气，左手偏旺于血。肺主气，气旺于右，胸中为肺的宫城，肺又主气，并为宗气所居之处，故以右寸配肺；心主血，血旺于左，膻中（心包络）为心的外围，故以左寸候心与膻中；脾居中州，体虽偏左而气行于右，由于脾胃互为表里，故以右关配脾胃；肝主藏血，其体虽在右而气化作用实行于左，由于肝与胆互为表里，故以肝胆配左关；肾在腰之两旁，位居低下，故候于两尺；小腹属下，为大小肠、膀胱所居之处；而膀胱、小肠从阴以配于左尺；大肠从阳以配于右尺。诚如李时珍所云："两手六部皆肺经之脉，特取此以候五脏六腑之气耳，非为五脏六腑所居之处也。"说明寸口脉所候，为五脏六脏之气，而非其体。

（2）根据脏腑部位所在而确定。《难经·十八难》指出："上部法天，主胸以上至头之有疾也；中部法人，主膈以下至脐之有疾也；下部法地，主脐之以下至足之有疾也。"这是把躯体划分为胸、膈、腹三部，由于心肺居于胸中，故应于两寸；肝脾居于膈下，故应于两关；两肾居于脐下，故应于两尺。这种脏腑配属方法，实际是源于《内经》"上竟上""下竟下"的原则。

寸口脉象主病的意义，在临床上常用"独异"主病的概念。即首先综观三部脉的共同特征，了解脉象变化与病性病位的关系，如弦主肝病，濡主脾病，洪数多主热证，沉紧多主寒证等；然后再比较六部脉象，是否在某一部位有独特的变化，根据脏腑与寸口脉相应的关系，推测发病部位。

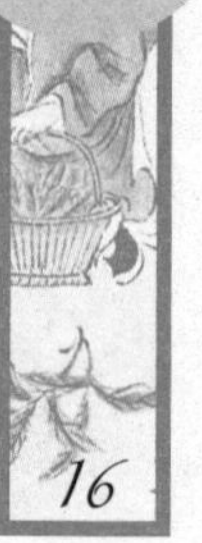

第㊂章 诊脉方法

诊脉的时间选择

诊脉的时间，以清晨（平旦）未起床、未进食时为最佳。由于脉象是非常灵敏的生理与病理信息，它的变化与气血的运行有密切关系，并受饮食、运动、情绪等方面因素的影响。清晨未起床、未进食时，机体内外环境比较安定，脉象能比较准确地反映机体的基础生理情况，同时也比较容易发现病理性脉象。《素问·脉要精微论》说："诊法常以平旦，阴气未动，阳气未散，饮食未进，经脉未盛，络脉调匀，气血未乱，故乃可诊有过之脉。"说明清晨是诊脉的理想时间。

然而，这样的要求一般很难做到，特别是对门诊、急诊的病人，要及时诊察病情，而不能拘泥于平旦。但是诊脉时应保持诊室安静，且应让病人在比较安静的环境中休息片刻，以减少各种因素的干扰，这样诊察到的脉象才能比较准确地反映病情。

诊脉的体位

诊脉时病人的正确体位是正坐或仰卧，前臂自然向前平展，与心脏置于同一水平，手腕伸直，手掌向上，手指自然放松，在腕关节下面垫一松软的脉枕，使寸口部充分暴露伸展，保证气血畅通，便于诊察脉象。如果是侧卧，下面手臂受压；或上臂扭转，脉气不能畅通；或手臂过高或过低，与心脏不在一个水平面时，都可能影响气血的运行，使脉象失真。《王氏医存》指出："病者侧卧，则在下之臂被压，而脉不能行；若覆其手，则腕扭而脉行不利；若低其手，则血下注而脉滞；若举其手，则气上窜而脉弛；若身覆，则气压而脉困；若身动，则气扰而脉忙。"因此，诊脉时必须注意病人的体位，只有采取正确的体位，才能获得比较准确的脉象。

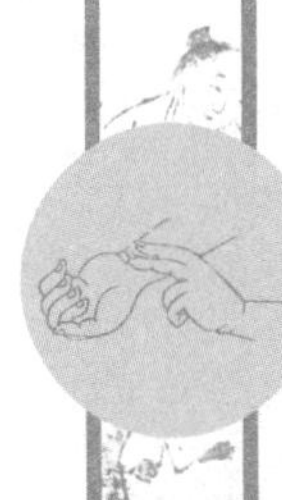

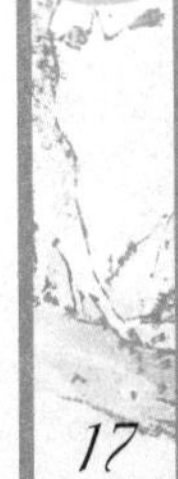

诊脉的指法

指法是指医生诊脉的具体操作方法。正确而规范地运用指法，可以获得比较丰富而准确的病理信息。临床诊脉常用的指法，可概括为选指、布指和运指等。

1. 选指

医者在诊脉时应当选用左手或右手的食指、中指和无名指指目，手指指端平齐，手指略呈弓形倾斜，与受诊者体表约呈 45° 角为宜，因为这样的角度可以使指目紧贴于脉搏搏动处。指目即指尖和指腹交界棱起之处，与指甲二角连线之间的部位，形如人目，是手指触觉比较灵敏的部位，而且推移灵活，便于寻找指感最清晰的部位，并可根据需要适当地调节指力。如脉象细小时，手指着力点可偏重于指目前端；脉象粗大时，着力点偏重于指目后端。指尖的感觉虽灵敏，但因有指甲，不宜垂直加压。指腹的肌肉较丰厚，用指腹切脉有时会受医者自身手指动脉搏动的干扰，容易产生错觉。所以诊脉时三指平按或垂直下指都是不合适的。

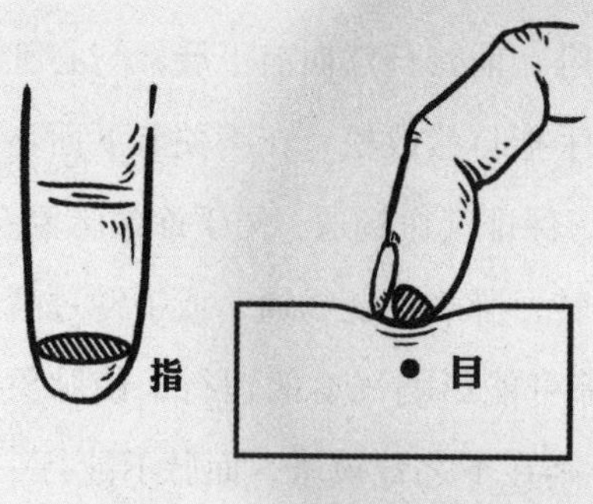

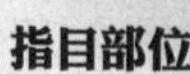
指目部位

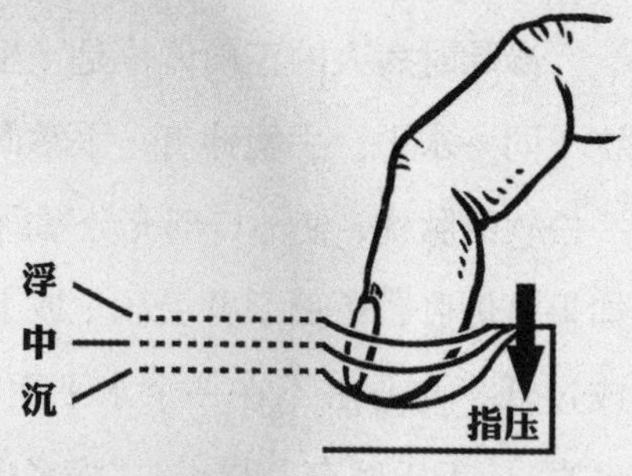

手指以浮、中、沉三个等级的压力取脉

2. 布指

医生下指时，先以中指按在掌后高骨内侧动脉处，称为中指定关，然后用食指按在关前（腕则）定寸，用无名指按在关后（肘侧）定尺。切脉时布指的疏密要得当，要与病人手臂长短和医生的手指粗细相适应，病人的手臂长或医者手指较细者，布指宜疏；反之宜密。小儿寸口部位甚短，一般多用“一指（拇指或食指）定关法”，而不必细分寸、关、尺三部。

3. 运指

运指是指医生布指之后，运用指力的轻重、挪移及布指变化以诊察、辨识脉象。常用的指法有举、按、寻、总按和单诊等。

举法：指医生的手指较轻地按在寸口脉搏跳动部位以体察脉象。用举的指法取脉又称为“浮取”。

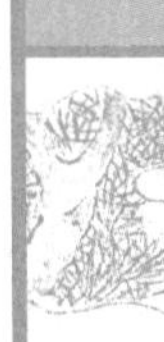

按法：指医生手指用力较重，甚至按到筋骨以体察脉象。用按的指法取脉又称为“沉取”。

寻法：寻即寻找的意思，指医生手指用力不轻不重，按至肌肉，并调节适当指力，或左右推寻，以细细体察脉象。用力不轻不重，按至肌肉而取脉的方法，又称为“中取”。

总按：即三指同时用大小相等的指力诊脉的方法，从总体上辨别寸关尺三部和左右两手脉象的形态、脉位、脉力等。

单诊：用一个手指诊察一部脉象的方法。主要用于分别了解寸、关、尺各部脉象的位、次、形、势等变化特征。

临床时一般三指均匀用力，但亦可三指用力不一，总按和单诊配合运用，以求全面捕获脉象信息。

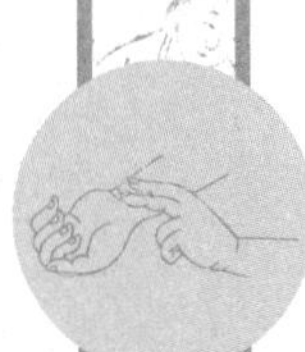

诊脉的平息

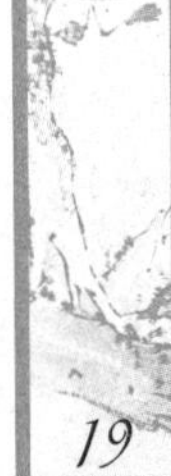

医者在诊脉时要保持呼吸自然均匀，清心宁神，以自己的呼吸计算病人的脉搏至数。平息的主要意义有二：一是指以医生的一次正常呼吸为时间单位，来测量病人的脉搏搏动次数。如《素问·平人气象论》

说："人一呼脉再动，一吸脉亦再动，呼吸定息，脉五动，闰以太息，命曰平人。平人者，不病也。常以不病调病人，医不病，故为病人平息以调之为法。"正常人呼吸每分钟 16 ~ 18 次，每次呼吸脉动 4 次或 5 次，正常人的脉搏次数为每分钟 72 ~ 80 次，由此可见，凭医生的呼吸对病人的脉搏进行计数的方法是有科学根据的。二是在诊脉时平息，有利于医生思想集中，专注指下，以便仔细地辨别脉象，即所谓"持脉有道，虚静为保。"诊脉时最好不要问诊，以避免医生分散精力，避免病人由于情绪的波动而引起脉象的变化。

诊脉的五十动

五十动是指医生对病人诊脉的时间一般不应少于 50 次脉搏跳动的时间。临床上每次诊脉每手应不少于 1 分钟，两手以 3 分钟左右为宜。若诊脉时间过短，则不能仔细辨别脉象的节律变化；若诊脉时间过长，则因指压过久亦可使脉象发生变化，所诊之脉有可能失真。古人提出诊脉需要诊"五十动"，其意义有二：一是有利于仔细辨别脉搏的节律变化，以尽量减少或避免漏诊脉搏节律不齐的促、结、代，或者是时快时慢、三五不调等脉象，如若在脉搏跳动 50 次中不见节律不齐的脉象，则以后的脉搏跳动也就一般不会出现了；二是提醒医者在诊脉时态度要严肃认真，不得随便触按而草率从事，正如张仲景在《伤寒论·序》中所说："动数发息，不满五十，短期未知决诊，九候曾无仿佛……夫欲视死别生，实为难矣！"

诊脉的脉象要素

脉象的辨识主要依靠手指的感觉。脉象的种类很多，中医文献常从位、次、形、势 4 个方面加以分析归纳，它与脉搏的频率、节律，显现的部位、长度，宽度，脉管的充盈度、紧张度，血流的通畅流利度，心脏搏动的强弱等因素有关。掌握这些脉象要素，对于理解各种脉象的特征及形成机制，可起到执简驭繁的作用。

1. 脉位

指脉搏跳动显现部位的深浅和长度。每次诊脉均应诊察脉搏显现部位的浅深、长短。正常脉搏的脉位不浮不沉，中取可得，寸、关、尺三部有脉。如脉位表浅者为浮脉；脉位深沉者为沉脉；脉搏超越寸、关、尺三部者为长脉；脉动不及寸、尺者为短脉。

2. 脉次

指脉搏跳动的至数和节律。每次诊脉均应诊察脉搏的频率快慢和节律是否均匀。正常成人一息脉来四五至为平脉，且节律均匀，没有歇止。如一息五至以上为数脉；一息不足四至为迟脉；出现歇止者，有促、结、代等脉的不同；脉律快慢不匀者，为三五不调。

3. 脉形

指脉搏跳动的宽度形态。每次诊脉均应诊察脉搏的大小、软硬等形状。脉形主要与脉管的充盈度、脉搏搏动的幅度及紧张度等因素有关。如脉道宽大者为大脉；脉道狭小者为细脉；脉管较充盈，搏动幅度较大者为洪脉；脉管充盈度较小，搏动幅度较小者为细脉；脉体大小不匀者，为参差不齐；脉管弹性差、欠柔和者为弦脉；脉体柔软无力者为濡脉、缓脉等。

4. 脉势

指脉搏的强弱、流畅程度等趋势。脉势包含多种因素，如脉动的轴向和径向力度，由心脏和阻力影响所产生的流利度，由血管弹性和张力影响而产生的紧张度等。每次诊脉均应诊察脉势的强弱及流畅程度。正常脉象，应指和缓，力度适中。脉搏应指有力为实脉；应指无力为虚脉；脉来流利圆滑者为滑脉；脉来艰涩不畅者为涩脉。

以上是构成脉象的基本要素，也是体察脉象的基本要点。脉象的辨别，主要依据医者指下感觉，因此，医者察脉，必须反复练习指感，细心体察，尤其是对脉象的位、次、形、势等要反复体察，将各种脉象要素综合起来进行分析，才能逐步掌握各种脉象的形态特征，正确地分辨各种病脉。

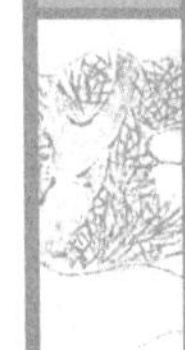

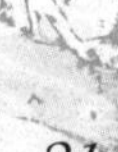

第四章 正常脉象

正常脉象也称为平脉、常脉。是指正常人在生理条件下出现的脉象，既具有基本的特点，又有一定的变化规律和范围，而不是指固定不变的某种脉象。正常脉象反映机体脏腑功能协调、气血充盈、气机健旺、阴阳平衡、精神安和的生理状态，是健康的象征。

正常脉象的特点

正常脉搏的形象特征是：寸关尺三部皆有脉，不浮不沉，不快不慢，一息四五至，相当于 72 ~ 80 次 / 分（成年人），不大不小，从容和缓，节律一致，尺部沉取有一定的力量，并随生理活动、气候、季节和环境等不同而有相应变化。古人将正常脉象的特点概括称为“有胃”“有神”“有根”。

（一）有胃

“有胃”，即脉有“胃气”。脉之胃气，主要反映脾胃运化功能的盛衰、营养状况的优劣和能量的储备状况。正如《素问·平人气象论》所说：“人以水谷为本，故人绝水谷则死，脉无胃气亦死。”

脉象中的“胃气”，在切脉时可以感知，《灵枢 · 终始》认为是“谷气来也徐而和”，就是说有胃气的脉应是不疾不徐、从容和缓的。《素问 · 玉机真脏论》说：“脉弱以滑，是有胃气。”戴启宗《脉诀刊误》则称：“凡脉不大不细，不长不短，不浮不沉，不滑不涩，应手中和，意思欣欣，难以名状者，为胃气。”陈士铎《脉诀阐微》指出：“无论寸关尺，下指之时觉有平和之象，即是有胃气。”这些论述，虽说法不一，但均可供参考。

现在一般认为，脉有胃气的表现是指下具有从容、徐和、软滑的感觉。平人脉象不浮不沉、不疾不徐、从容和缓、节律一致，是为有胃气。即使是病脉，不论浮沉迟数，但有徐和之象，便是有胃气。

胃为“水谷之海”，是人体气血生化之源。各脏腑、组织、经络的功能活动，有赖于胃气的充养。脉之胃气亦依赖水谷之气的充养，在一定程度亦决定于胃气的有无。人以胃气为本，脉亦以胃气为本，有胃气则生，少胃气则病，无胃气则死。正如清代程国彭《医学心悟·脉法金针》所言：“凡诊脉之要，有胃气曰生，胃气少曰病，胃气尽曰不治。”因此，诊察脉象胃气的盛衰有无，对于推断疾病的预后具有重要的意义。

（二）有神

“有神”，即脉有“神气”。诊脉神之有无，可判断脏腑功能和精气之盛衰，并与胃气的盛衰有关。

脉之有神的表现，李杲认为“脉中有力，即为有神”。周学霆认为“缓即为有神”。陈士铎《脉诀阐微》中说：“无论浮沉、迟数、滑涩、大小之各脉，按指之下若有条理，先后秩然不乱者，此有神之至也。若按指而充然有力者，有神之次也。其余按指而微微鼓动者，亦谓有神。”综合各家之说，脉之有神是指脉律整齐、柔和有力。即使微弱之脉，但不至于散乱而完全无力者为有神；弦实之脉，仍带柔和之象，节律整齐者为有神。反之，脉来散乱，时大时小，时急时徐，时断时续，或弦实过硬，或微弱欲无，都是无神的脉象。

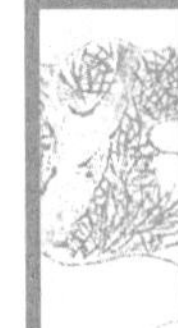

脉贵有神与脉有胃气的表现基本一致，都是具有和缓有力之象，故周学海说：“脉以胃气为有神。”这是由于神以精气为物质基础，而精气产生于水谷之气，有胃即有神。

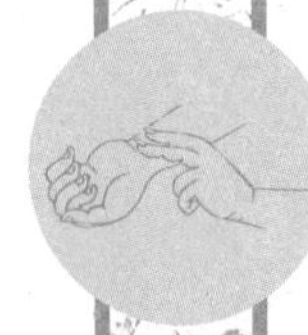

神是机体生命活动的体现，可表现在各个方面，脉之神气亦是其中一方面。脉象有神，常人见之，精气充盛；有病之人见之，虽病而精气未竭。因此观察脉神推测病情，须与全身情况结合，病人形神充沛，虽见脉神不振，尚有挽回之望；若形神已失，虽脉无凶象，亦不能掉以轻心。

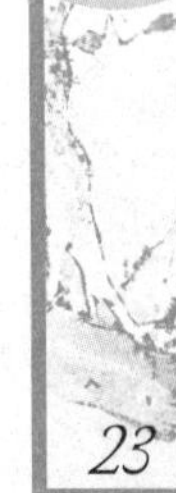

（三）有根

“有根”，即脉有“根基”。脉之有根无根主要说明肾气的盛衰。肾藏精，乃先天之本，元气之根，人身十二经脉全赖肾间动气之生发。故《难经·八难》说：“然诸十二经脉者，皆系于生气之原，所谓生气之原者，谓十二经之根本也，谓肾间动气也，此五脏六腑之本，十二经脉之根……。”

有根脉主要表现为尺脉有力、沉取不绝两个方面。因为尺脉候肾，沉取候肾，尺脉沉取应指有力，就是有根的脉象。若在病中，证虽危重，但尺脉沉取尚可摸得，则为肾气未绝，犹如树木之有根，枝叶虽枯，根本不坏，尚有生机。正如王叔和所说：“寸口虽无，尺犹不绝，如此之流，何忧殒灭。”相反，若尺脉沉取不应，则说明肾气已败，病情危笃。

总之，脉贵有胃、有神、有根，是从不同侧面强调正常脉象的必备条件。三者相互补充而不能截然分开。不论是何种脉象，只要节律整齐，有力中不失柔和，和缓中不失有力，尺部沉取应指有力，就是有胃、有神、有根的表现，说明脾胃、心、肾等脏腑功能不衰，气血精神未绝，虽病而病尚轻浅，正气未伤，生机仍在，预后良好。

脉象的生理变异

脉象受年龄、性别、形体、生活起居、职业和精神情志等因素的影响，且随着机体为适应内外环境的变化而进行自身调节，可以出现各种生理性变异。当然，这些脉象的变异，往往是暂时的，或者是可逆的，只要有胃、有神、有根，仍属平脉范围，临床应与病脉相鉴别。

（一）个体因素影响

1. 性别

由于性别的不同，导致体质的差异，而脉象亦随之各异。一般而言女性的脉势较男性的脉势弱，且至数稍快，脉形较细小。

2. 年龄

健康人的脉象，随年龄的增长而产生各种变异。3 岁以内的小儿，一息七八至为平脉；5 ~ 6 岁的小儿，一息六至为平脉；青年人的脉象较大且有力，老年人脉象多弦，所以，滑、弦都可以是相应年龄人的平脉。

3. 体质

身躯高大的人，脉的显现部位较长；矮小的人，脉的显现部位较短。瘦人脉多浮；胖人脉多沉；运动员脉多缓而有力。由于禀赋的不同、体质的差异，有六脉同等沉细而无病者，称为六阴脉；有六脉同等洪大而无病者，称为六阳脉，均不属病脉。

4. 脉位变异

有少数人脉不见于寸口，而从尺部斜向手背，称为斜飞脉；若脉出现在寸口的背侧，称为反关脉；还有出现于腕侧其他位置的，都是生理特异的脉位，即桡动脉解剖位置的变异，不属病脉。

（二）外部因素影响

1. 情志

恐惧、兴奋、忧虑、紧张等情绪的变化，常导致脉象的变异。当情绪恢复平静之后，脉象亦随之恢复正常。《素问 · 经脉别论》指出："人之居处、动静、勇怯，脉亦为之变乎……凡人之惊恐、恚劳、动静，皆为变也。"如喜则气缓而脉多缓，怒则气上而脉多弦，惊则气乱而可脉动暂时无序等。

2. 劳逸

剧烈活动之后，脉多洪数急疾；入睡之后，脉多迟缓。长期从事体力劳动之人与从事脑力劳动之人比较，脉多大而有力。

3. 饮食

酒后、饭后脉稍数而有力；饥饿时脉多缓弱乏力。

4. 季节

季节气候的变化，时时影响着人体的生理活动，人体为适应自然而进行的生理性调节，亦可反映在脉象上。《素问·脉要精微论》说："万物之外，六合之内，天地之变，阴阳之应……四变之动，脉与之上下。"因此，正常人可表现出与时令气候相应的四季脉象，《素问·平人气象论》总结为"春胃微弦""夏胃微钩""秋胃微毛""冬胃微石"曰平脉。这是因为，春令虽阳气初升，人体应生发之气，阳气向外浮越，但寒气未尽除，气机仍有约束之象，故脉位较浅，且端直而长，如按琴弦；夏天阳气旺盛，人应盛长之气，气盛血涌，脉管充盈，脉来势盛而去势衰，故脉来形体较大；秋天气机开始收敛，人应之而阳气乍敛，脉象来势洪盛已减，轻而如毛，故脉稍浮；冬日气候严寒，人应闭藏之气，腠理致密，阳气内潜，故脉来势沉而搏指。此为应时四季之脉，属无病，反此则病。故《素问·玉机真脏论》曰："脉从四时，谓之可治……脉逆四时，为不可治。"

5. 昼夜

一日之中随着平旦、日中、日西、夜半的阴阳消长，脉象也有昼夜节律的变化，总的趋势是昼日脉象偏浮而有力，夜间脉象偏沉而细缓。

6. 地理环境

长期生活在不同地区的人，由于受地理环境的影响，以致体质有别，因而出现的平脉亦不同。如我国东南方地势低下，气候偏温，空气湿润，人体肌腠疏松，故脉多细软偏数；西北方地势高峻，空气干燥，气候偏寒，人体肌腠致密紧缩，故脉象多沉实。

第五章
病理脉象及其鉴别

病理脉象

疾病反映于脉象的变化，叫病理脉象，简称“病脉”。一般说来，除了正常生理变化范围以内及个体生理特异变化之外的脉象，均属病脉。

由于个人临证经验对脉象感觉与体会的差异，历代医家对常见病脉的分类和命名亦存在着差别。《内经》中记载有20余种脉象，《伤寒杂病论》中记载26种，《脉经》总结分为24种，《景岳全书》只分为16种脉，《濒湖脉学》《三指禅》则分为27种，《诊家正眼》增疾脉而为28脉，《脉理求真》增至30种，《辨证录》则更有38脉之多。近代临床所提及的脉象，有浮、沉、迟、数、洪、细、虚、实、滑、涩、弦、紧、结、代、促、长、短、缓、濡、弱、微、散、芤、伏、牢、革、动、疾等28种。

浮脉

【脉象特征】轻取即得，重按稍减而不空，举之有余，按之不足。

浮脉可理解为“浅脉”，形容为“浮如水漂木”“浮如水上负轻舟”。其脉象特征是脉的搏动在皮下较浅表的部位，即位于皮下浅层。因此，轻取即得，重按稍减而不空。

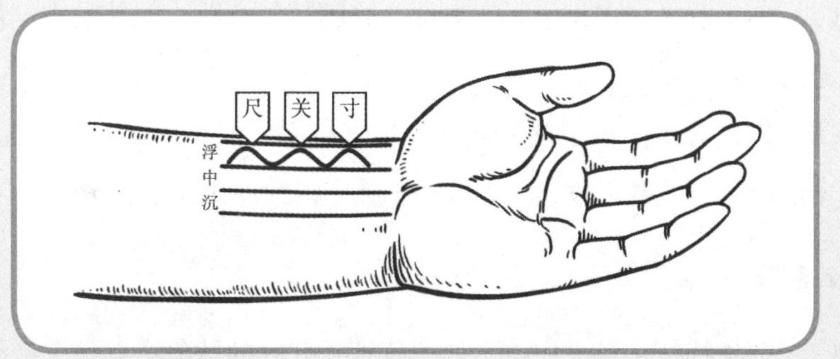

【临床意义】一般见于表证。亦见于虚阳外越证。

【机制分析】浮脉为阳脉，《内经》称为毛脉，在时应秋，在脏应肺。桡动脉部位浅表而显浮象，瘦人肌薄而见浮脉，夏秋脉象偏浮，皆属常脉。

表证见浮脉是机体驱邪向外的表现。外邪侵袭肤表，卫阳抗邪于外，人体气血趋向于肤表，脉气亦鼓动于外，故见浮脉。邪盛而正气不虚时，脉浮而有力；虚人外感或邪盛正虚时，脉多浮而无力。外感风寒，则寒主收引，血管拘急，故脉多浮紧；外感风热，热则血流迫急，故脉多浮数。

【相类脉】

1. 散脉

（1）脉象特征：浮散无根，稍按则无，至数不齐。散脉的脉象特点是浮取散漫，中候似无，沉候不应，漂浮无根，并常伴有脉动不规则，时快时慢而不匀（但无明显歇止），或脉力往来不一致。故散脉为浮而无根之脉，《濒湖脉学》形容其为“散似杨花散漫飞，去来无定至难齐”。

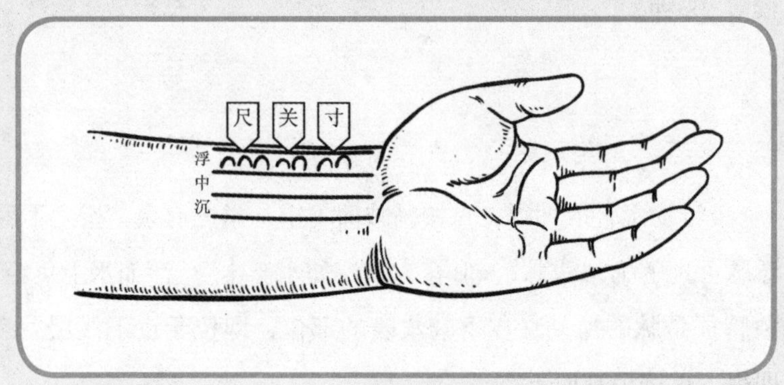

（2）临床意义：多见于元气离散，脏腑精气衰败，尤其是心、肾之气将绝的危重病证。

（3）机制分析：由于气血虚衰，精气欲竭，阴不敛阳，元气耗散，脉气不能内敛，涣散不收，无力鼓动于脉，以致浮大无根，至数不匀。

2. 芤脉

（1）脉象特征：浮大中空，如按葱管。芤脉的脉象特点是应指浮大而软，按之上下或两边实而中间空。说明芤脉位偏浮、形大、势软而中空，是脉管内血量减少、充盈度不足、紧张度低下的一种状态。《濒湖脉学》云：“芤形浮大软如葱，边实须知内已空。”

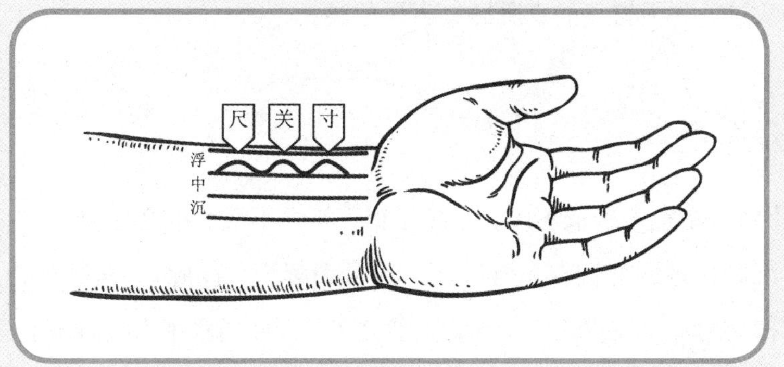

（2）临床意义：常见于失血、伤阴等病证。

（3）机制分析：多因血崩、呕血、外伤性大出血等突然出血过多之时，血量骤然减少，无以充脉，或因剧烈吐泻，津液大伤，血液不得充养，阴血不能维系阳气，阳气浮散于外所致。若失血、伤液之后，脉管自敛，或经输血、补液等而阴液得到补充，则往往不再现芤脉。

3. 革脉

（1）脉象特征：浮而搏指，中空外坚，如按鼓皮。革脉的脉象特点是浮取感觉脉管搏动的范围较大而且较硬，有搏指感，但重按则乏力，有豁然而空之感，因而恰似以指按压鼓皮上的外急内空之状。革脉与芤脉虽均有按之豁然中空之感，但革脉为浮弦而硬，如按鼓皮；芤脉为浮虚而软，如按葱管。

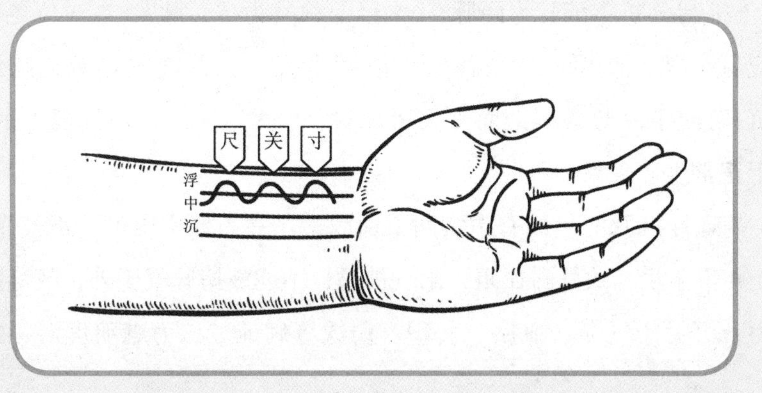

（2）临床意义：多见于亡血、失精、半产、漏下等病证。

（3）机制分析：因精血耗伤，脉管不充，正气不固，气无所恋而浮越于外，以致脉来浮大搏指，外急中空，恰似绷急的鼓皮，有刚无柔，此为太过。为无胃气的真脏脉，多属危候。

沉脉

【脉象特征】轻取不应，重按始得，举之不足，按之有余。

沉脉显现的部位较正常脉深，故可理解为“深脉”。其脉象特点是脉管搏动的部位在皮肉之下靠近筋骨之处，因此用轻指力按触不能察觉，用中等指力按触搏动也不明显，只有用重指力按到筋骨间才能感觉到脉搏明显的跳动。这是因为沉脉脉气沉，脉搏显现部位深沉所致。

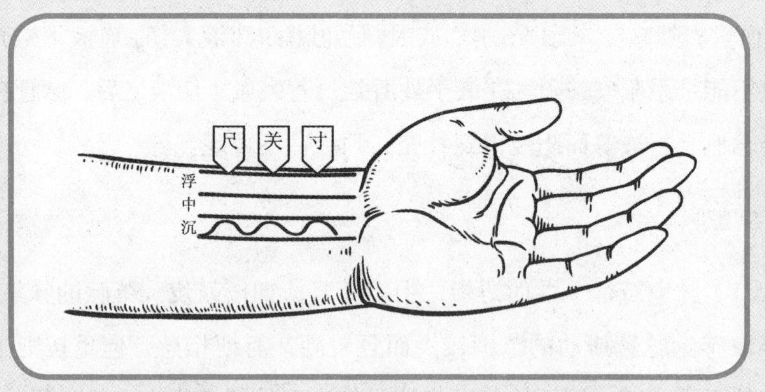

【临床意义】多见于里证。有力为里实，无力为里虚。亦可见于正常人。

【机制分析】沉脉为阴脉，《内经》称其为“石脉”，在时应冬，在脏应肾。肥人脂厚，脉位深沉，故脉多沉；冬季气血收敛，脉象亦偏沉；若两手六脉皆沉细而无临床症状，称为六阴脉，均可视为平脉，属于正常生理现象。

病理性沉脉的形成有虚实两方面因素。一为邪实内郁，正气尚盛，邪正相争于里，致气滞血阻，阳气被遏，不能鼓搏脉气于外，故脉沉而有力，可见于气滞、血瘀、食积、痰饮等病证；二为脏腑虚弱，气血不足，或阳虚气乏，无力升举鼓动，不能统运营血于外故脉沉而无力，可见于各脏腑的虚证。

【相类脉】

1. 伏脉

（1）脉象特征：重按推筋着骨始得，甚则暂伏而不显。伏为深沉与伏匿之象，伏脉的脉象特点是脉管搏动的部位比沉脉更深，隐伏于筋下，附着于骨上。诊脉时浮取、中取均不见，需用重指力直接按至骨上，然后推动筋肉才能触到脉动，甚则伏而不见。

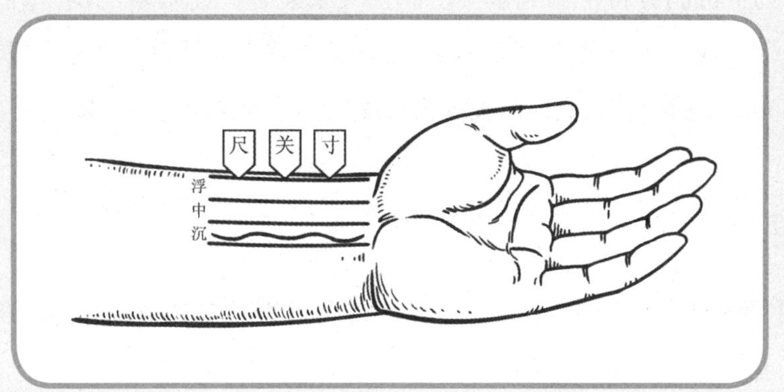

（2）临床意义：主里证。常见于邪闭、厥证和痛极的病人。

（3）机制分析：伏脉多为邪气内伏，脉气不得宣通而致。邪气闭塞，气血凝结，乃致正气不能宣通，脉管潜伏而不显，但必伏而有力，多见于暴病。如实邪内伏，气血阻滞所致气闭、热闭、寒闭、痛闭、痰闭等。

危重病证的伏脉，与血管病变造成的无脉症不同。无脉症往往发生在肢体的某一局部，出现相应肢体无脉，而其他部位的脉象可正常。

2. 牢脉

（1）脉象特征：沉而实大弦长，坚牢不移。“牢”者，深居于内，坚固牢实之义。牢脉的脉象特点是脉位沉，应指范围超过寸、关、尺，脉势实大而弦。牢脉轻取、中取均不应，沉取始得，但搏动有力，势大形长，为沉、弦、大、实、长五种脉象的复合脉。

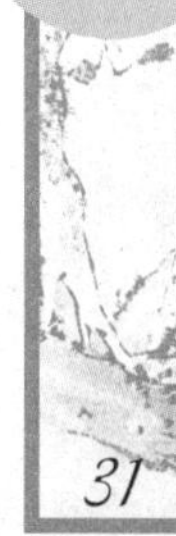

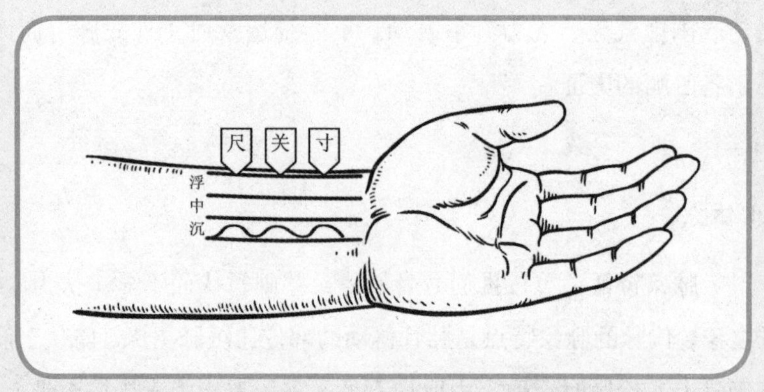

（2）临床意义：多见于阴寒内盛，疝气癥积等病证。

（3）机制分析：病气坚实，而正气未衰者，如阴寒内积，阳气沉潜于下，或气血瘀滞，凝结成癥积而固结不移，在脉象上则可表现为沉弦实大的牢脉。若失血、阴虚等病人反见牢脉，当属危重征象。

迟脉

【脉象特征】脉来迟慢，一息不足四至（相当于每分钟脉搏在 60 次以下）。

迟脉的脉象特点是脉动迟缓，至数一息不及四至，脉管搏动的频率小于正常脉率。

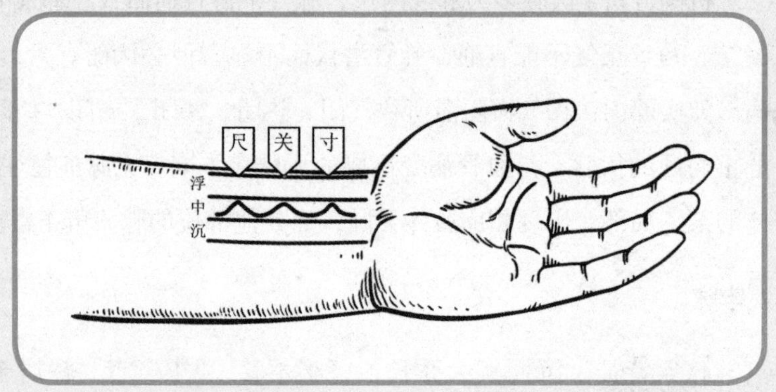

【临床意义】多见于寒证，迟而有力为实寒，迟而无力为虚寒。亦见于邪热结聚之实热证。

【机制分析】脉的搏动缘于血流，而血的运行有赖于阳气的推动。

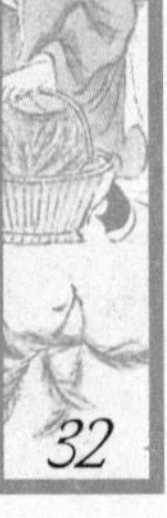

当寒邪侵袭人体，困遏阳气，或阳气亏损，均可导致心动迟缓，气血凝滞，脉流不畅，使脉来迟慢。若为阴寒内盛而正气不衰的实寒证，则脉来迟而有力；若心阳不振，无力鼓运气血，则脉来迟而无力。

阳明腑实证多因邪热亢盛与肠道糟粕相搏，结为燥屎，阻塞肠道，腑气壅滞不通，气血运行受阻，脉道不利，故必迟而有力。所以迟脉不可一概认为是寒证，临床当脉症合参。

此外，运动员或经过体力锻炼之人，在静息状态下脉来迟而和缓；正常人入睡后，脉率较慢，都属生理性迟脉。

【相类脉】

缓脉

（1）脉象特征：一息四至，来去缓怠。缓脉的脉象特点是脉率稍慢于正常脉而快于迟脉，每分钟 60 ~ 70 次。脉来和缓，一息四至，应指均匀，是脉有胃气的表现，称为平缓脉，多见于正常人。若脉来怠缓无力，弛纵不鼓，则属于病缓脉。

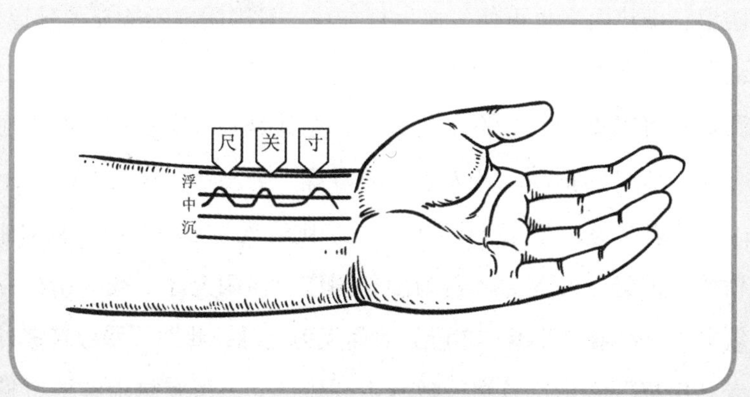

（2）临床意义：多见于湿病，脾胃虚弱，亦可见于正常人。

（3）机制分析：脾胃为气血生化之源，脾胃虚弱，气血不足，则脉管不充，亦无力鼓动，其脉必见怠缓弛纵之象。若湿性黏滞，阻遏脉管，气机被困，则脉来虽缓，必见怠慢不振，脉管弛缓有似困缚之象。若有病之人，脉转和缓，是正气恢复之征，疾病将愈。

数脉

【脉象特征】脉来急促，一息五六至。

数脉的脉象特点是脉率较正常为快，脉搏每分钟约在 90 ~ 120 次。

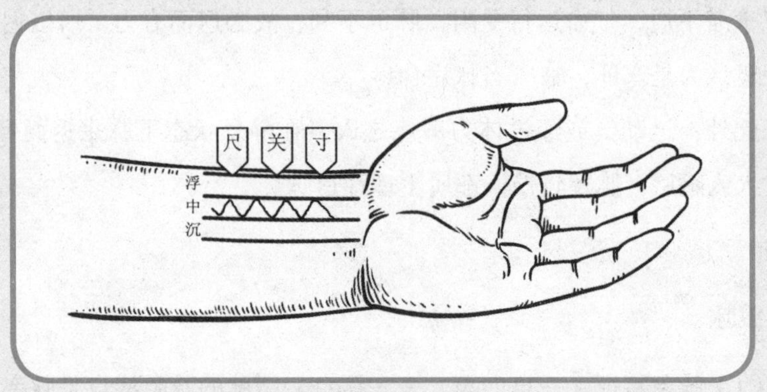

【临床意义】多见于热证，亦见于里虚证。

【机制分析】实热内盛，或外感病邪热亢盛，正气不衰，邪正相争，气血受邪热鼓动而运行加速，则见数而有力，往往热势越高脉搏越快。病久阴虚，虚热内生也可使气血运行加快，且因阴虚不能充盈脉道，而脉体细小，故阴虚者可见脉细数无力。

数脉还可以见于气血不足的虚证，尤其是心气血虚证。心主血脉，主要依赖于心气的推动。若人体气血亏虚，为满足身体各脏腑、组织、器官生理功能需要，心气勉其力而行之，则表现为心动变快而脉动加速、脉率增快，但必数而无力。若为阳虚阴盛，逼阳上浮；或为精血亏甚，无以敛阳，而致阳气外越，亦可见数而无力之脉，此即“暴数者多外邪，久数者必虚损”之谓。总之，数脉主病较广，表里寒热虚实皆可见之，不可概作热论。

【相类脉】

疾脉

（1）脉象特征：脉来急疾，一息七八至。疾脉的脉象特点是脉率比数脉更快，相当于每分钟 120 次以上。

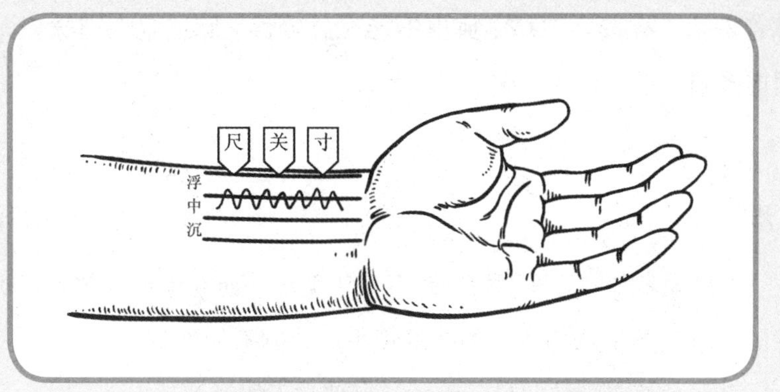

（2）临床意义：多见于阳极阴竭，元气欲脱之病证。

（3）机制分析：若疾而有力，按之愈坚，为阳亢无制，真阴垂绝之候，可见于外感热病之热邪亢极之时。若脉疾而虚弱或散乱，按之不鼓指，多为虚阳外越，元气欲脱。3 岁以下小儿脉来一息七八至，亦为平脉，不作病脉论。

虚脉

【脉象特征】三部脉举之无力，按之空豁，应指松软。亦是无力脉象的总称。

虚脉的脉象特点是脉搏搏动力量软弱，寸、关、尺三部，浮、中、沉三候均无力。是脉管的紧张度减弱，脉管内充盈度不足的状态。虚脉为无力脉象的总称，统括濡、弱、微、虚、散等多种无力脉象。

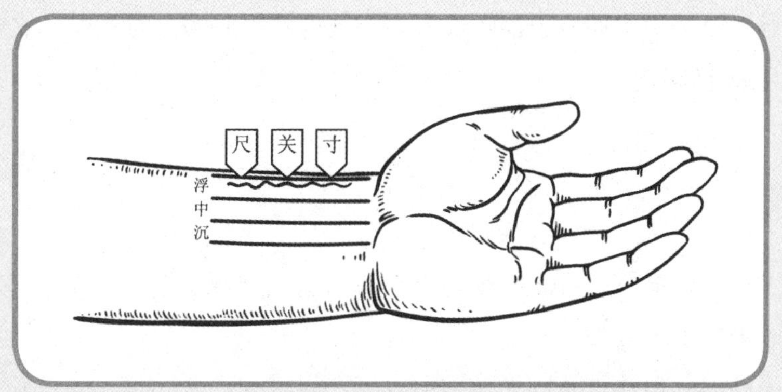

【临床意义】见于虚证，多为气血两虚。

【机制分析】气虚无力推运血行，搏动力弱故脉来无力；气虚不敛则脉管松弛，故按之空豁；血虚不能充盈脉管，脉道空虚则脉细无力。迟而虚多阳气不足，数而虚多阴血亏虚。

【相类脉】

短脉

（1）脉象特征：首尾俱短，常只显于关部，而在寸尺两部多不明显。短脉的脉象特点是脉搏搏动的范围短小，脉体不如平脉之长，脉动不满本位，多在关部应指较明显，而寸、尺部常不能触及。

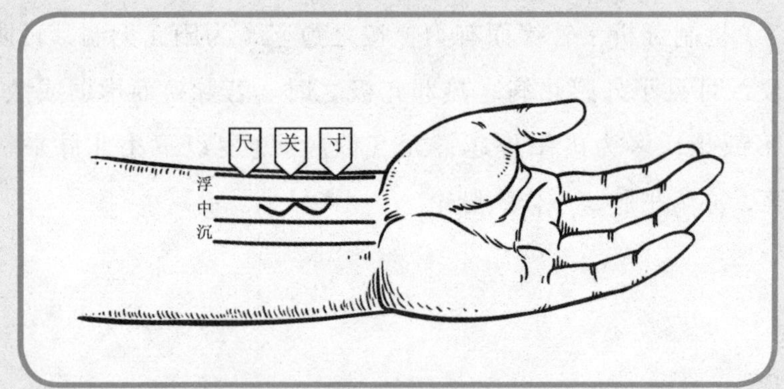

（2）临床意义：多见于气虚或气郁等证。

（3）机制分析：《素问·脉要精微论》说："短则气病。"气虚不足，无力推动血行，则气血不仅难以达于四末，亦不能充盈脉道，致使寸口脉短小且无力。气滞血瘀或痰凝食积，致使气机阻滞，脉气不能伸展而见短脉者，必短涩而有力。短而有力为气郁，短而无力为气虚，故短脉不可一概作虚证论。

实脉

【脉象特征】三部脉举按均充实有力，其势来去皆盛，应指有力。亦为有力脉象的总称。

实脉的脉象特点是脉搏搏动力量强，寸、关、尺三部，浮、中、沉三候均有力量，脉管宽大。实脉是一切有力脉象的总称，统括洪、长、实、弦、紧、牢等有力脉象。

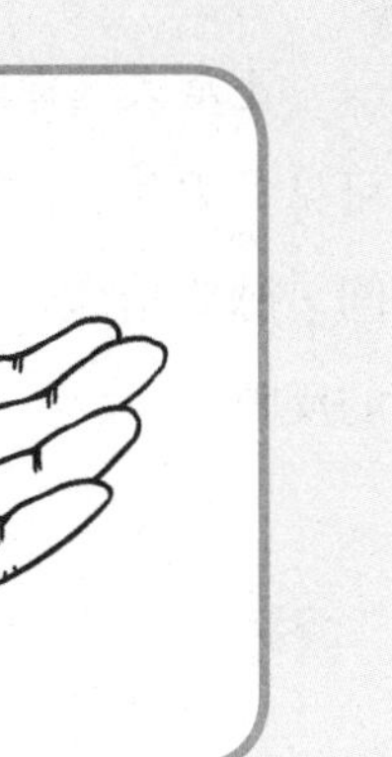

【临床意义】见于实证，亦见于常人。

【机制分析】邪气亢盛而正气不虚，邪正相搏，气血壅盛，脉管内充盈度较高，脉管呈紧张状态，故脉来充实有力。

若为久病出现实脉，则预后多不良，往往为孤阳外脱的先兆，但必须结合其他症状加以辨别。

实脉也见于正常人，必兼和缓之象，且无病证表现。一般两手六脉均实大，称为六阳脉，是气血旺盛的表现。

【相类脉】

长脉

（1）脉象特征：首尾端直，超过本位。长脉的脉象特点是脉搏的搏动范围显示较长，超过寸、关、尺三部。

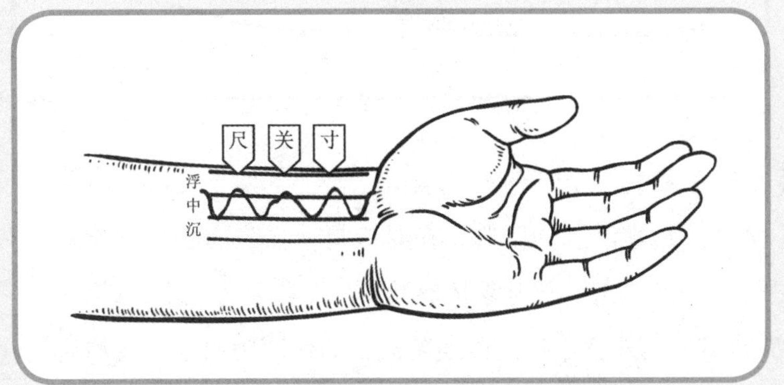

（2）临床意义：常见于阳证、热证、实证，亦可见于平人。

（3）机制分析：若阳亢、热盛、痰火内蕴，正气不衰，使气血壅盛，脉管充实而致脉长而有力，超过寸、尺，如循长竿之状。

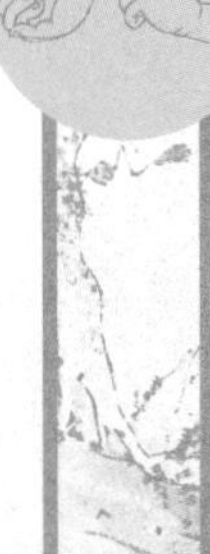

正常人气血旺盛，精气盛满，脉气充盈有余，故搏击之势过于本位，可见到柔和之长脉，为强壮之象征。老年人两尺脉长而滑实多长寿。《素问·脉要精微论》说："长则气治。"说明长脉亦是气血充盛，气机条畅的反映。

洪脉

【脉象特征】脉体宽大而浮，充实有力，来盛去衰，状若波涛汹涌。

洪脉的脉象特点，主要表现在脉搏显现的部位、形态和气势三个方面。脉体宽大，搏动部位浅表，指下有力。由于脉管内的血流量增加，且充实有力，呈现出浮、大、强的特点。脉来如波峰高大陡峻的波涛，汹涌盛满，充实有力，即所谓"来盛"；脉去如落下之波涛，较来时势缓力弱，其力渐渐衰减，并在较长时间内消失，即波幅较平坦且长，即所谓"去衰"。

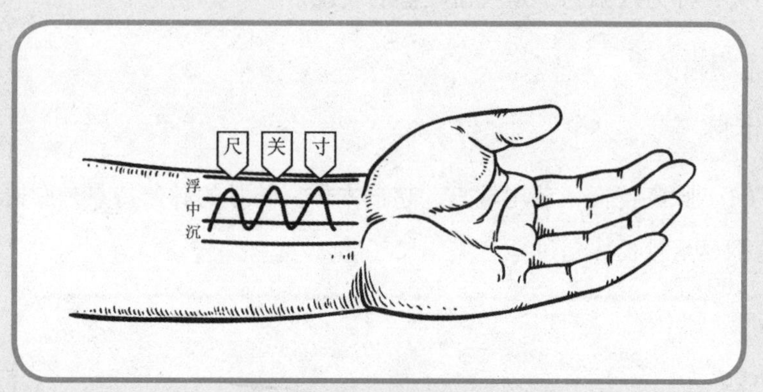

【临床意义】多见于阳明气分热盛。亦主邪盛正衰。

【机制分析】洪脉为阳脉，在时应夏，在脏应心。夏令阳气亢盛，肤表开泄，气血向外，故脉象稍现洪大，为夏令之平脉。

洪脉多见于外感热病的极期阶段，如伤寒阳明经证或温病气分证。此时邪热亢盛，充斥内外，且正气不衰而奋起抗邪，邪正剧烈交争，气盛血涌，脉管扩大，故脉大而充实有力。

【相类脉】

大脉

（1）脉象特征：脉体宽大，但无脉来汹涌之势。大脉的特点为寸口三部皆脉大而和缓、从容。

（2）临床意义：多见于健康人，或为病进。

（3）机制分析：健康人见之，为体魄健壮的征象。疾病中若脉大，则提示病情加重，故《素问·脉要精微论》说："大则病进。"脉大而数实者为邪实；脉大而无力者为正虚。

细脉

【脉象特征】脉细如线，但应指明显。

细脉的脉象特点是脉道狭小，指下寻之往来如线，但按之不绝，应指起落明显。

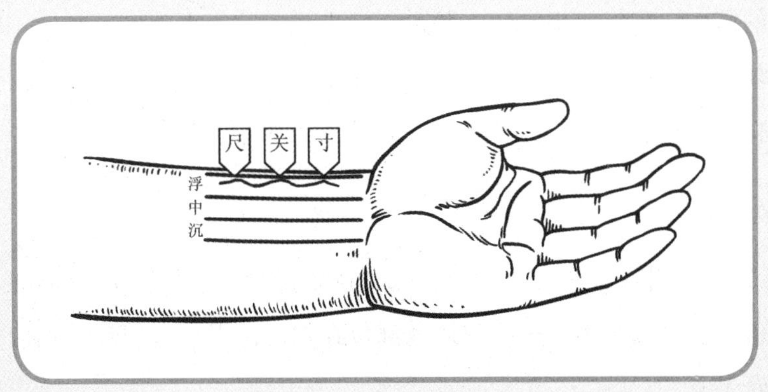

【临床意义】多见于虚证或湿证。

【机制分析】阴血亏虚不能充盈脉管，气虚则无力鼓动血行，致脉管的充盈度减小，故脉来细小如线且无力。湿性重浊黏滞，脉管受湿邪阻遏，气血运行不利而致脉体细小而缓。若温热病神昏谵语见细数脉，则为热邪深入营血或邪陷心包之征象。

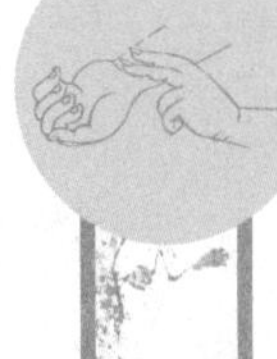

【相类脉】

1. 濡脉

（1）脉象特征：浮细无力而软。濡脉的脉象特点是位浮、形细、势软。其脉管搏动的部位在浅表，形细势软而无力，如絮浮水，轻取即得，重按不显，故又称软脉。

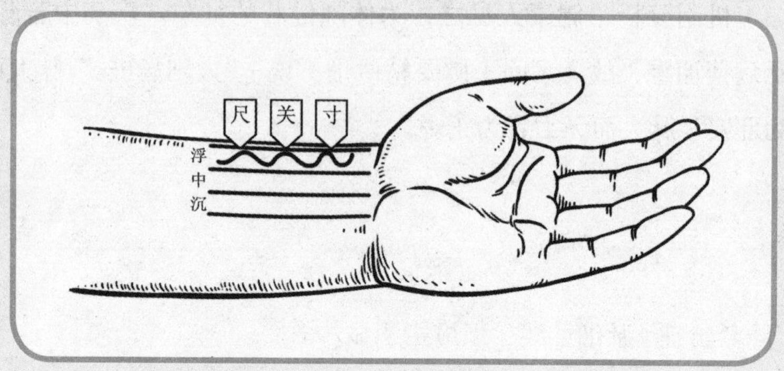

（2）临床意义：多见于虚证或湿证。

（3）机制分析：多见于崩中漏下、失精、泄泻、自汗喘息等病证，所致的精血、阳气亏虚之证。脉道因气虚而不敛，无力推运血行，形成松弛软弱之势；精血虚而不荣于脉，脉道不充，则脉形细小应指乏力。湿困脾胃，阻遏阳气，脉气不振，也可以出现濡脉。

2. 弱脉

（1）脉象特征：沉细无力而软。弱脉的脉象特点是位沉、形细、势软。由于脉管细小不充盈，其搏动部位在皮肉之下靠近筋骨处，指下感到细而无力。

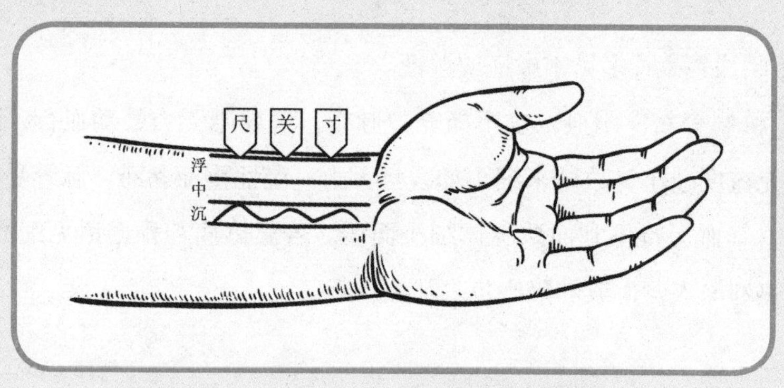

（2）临床意义：多见于阳气虚衰、气血两虚证。

（3）机制分析：脉为血之府，阴血亏少，不能充其脉管，故脉形细小；阳气衰少，无力推动血液运行，脉气不能外鼓，则脉位深沉、脉势软弱。久病正虚，见脉弱为顺；新病邪实，见脉弱为逆。

3. 微脉

（1）脉象特征：极细极软，按之欲绝，若有若无。微脉的脉象特点是脉形极细小，脉势极软弱，以致轻取不见，重按起落不明显，似有似无。

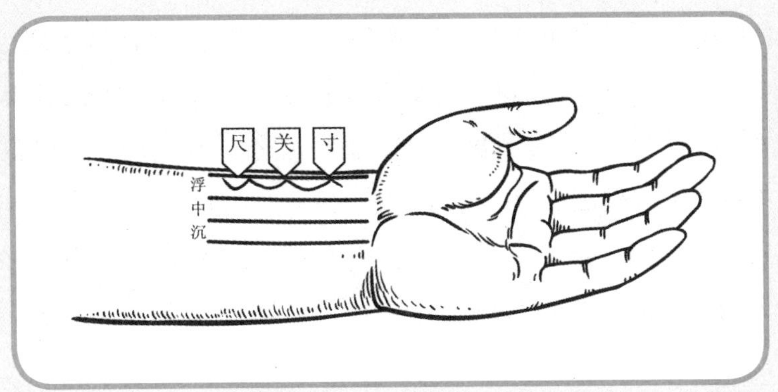

（2）临床意义：多见于气血大虚，阳气衰微。

（3）机制分析：营血大虚，脉道失充，阳气衰微，鼓动无力，故见微脉，按之欲绝，似有似无。临床上以心肾阳衰及暴脱，或久病元气大虚者较为多见。久病脉微是正气将绝，气血衰微之兆；新病脉微则是阳气暴脱之征。

滑脉

【脉象特征】往来流利，应指圆滑，如盘走珠。

滑脉的脉象特点是脉搏形态应指圆滑，如同圆珠流畅地由尺部向寸部滚动，浮、中、沉取皆可感到，可以理解为流利脉。

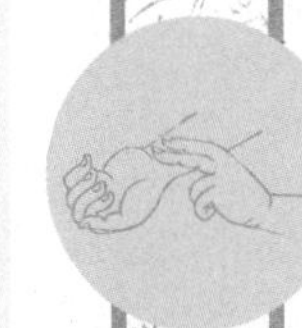

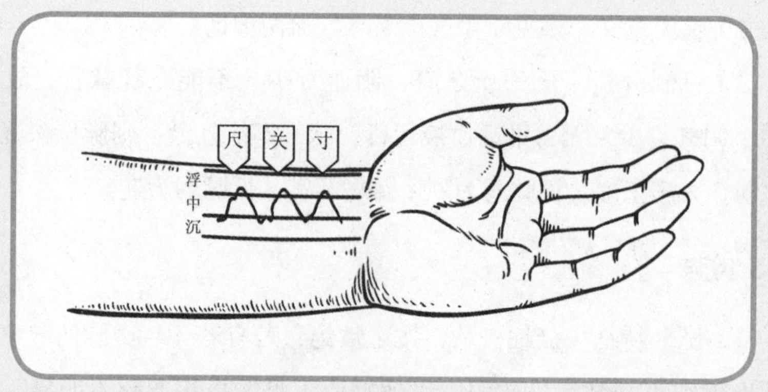

【临床意义】多见于痰湿、食积和实热等病证。亦是青壮年的常脉，妇女的孕脉。

【机制分析】《素问·脉要精微论》说："滑者，阴气有余也。"痰湿留聚、食积饮停皆为阴邪内盛，实邪壅盛于内，鼓动脉气，故脉见圆滑流利而无滞碍。火热之邪波及血分，血行加速，则脉来亦滑，但必兼数。

若其人平素健康，脉来滑而和缓，为平人之脉，多见于青壮年。张景岳说："若平人脉滑而冲和，此是荣卫充实之佳兆。"育龄妇人经停而见脉滑，应考虑为妊娠，若过于滑大则为有病。

【相类脉】

动脉

（1）脉象特征：脉形如豆，滑数有力，厥厥动摇，关部尤显。动脉的脉象特点是同时具有短、滑、数三种脉象的特点，其脉搏搏动部位在关部明显，应指如豆粒动摇，故《脉经》说："动脉见于关上，无头尾，大如豆，厥厥然动摇。"

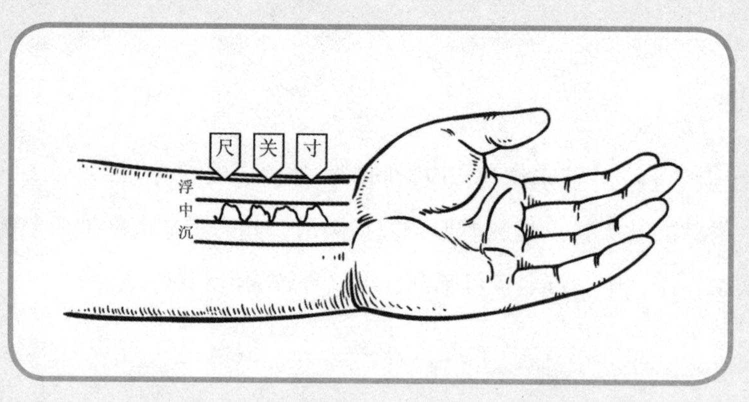

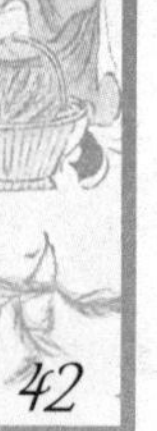

（2）临床意义：常见于惊恐、疼痛。

（3）机制分析：惊则气乱，痛则气结，阴阳不和，气血阻滞。故因惊、因痛致使阴阳相搏，气血运行乖乱，脉行躁动不安，则出现滑数而短的动脉。

涩脉

【脉象特征】形细而行迟，往来艰涩不畅，脉势不匀。

涩脉的脉象特点是脉形较细，脉势滞涩不畅，"如轻刀刮竹"，脉律与脉力不匀，呈三五不调之状。

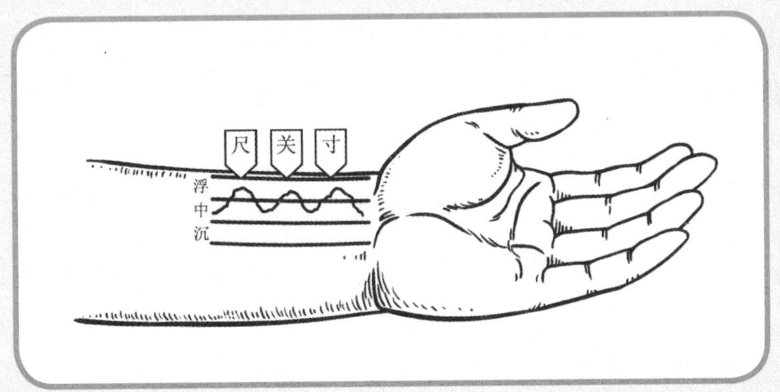

【临床意义】多见于气滞、血瘀、痰食内停和精伤、血少。

【机制分析】气滞、血瘀、痰浊、宿食等邪气内停，阻滞脉道，血脉被遏，以致脉气往来艰涩，此系实邪内盛，正气未衰，故脉涩而有力；精血亏少，津液耗伤，不能充盈脉道，久而脉失濡润，血行不畅，以致脉气往来艰涩而无力。总之，脉涩而有力者，为实证；脉涩而无力者，为虚证。

弦脉

【脉象特征】端直以长，如按琴弦。

弦脉的脉象特点是脉形端直而形长，脉势较强、脉道较硬，切脉时有挺然指下、直起直落的感觉，故形容为"从中直过""挺然于指下"。

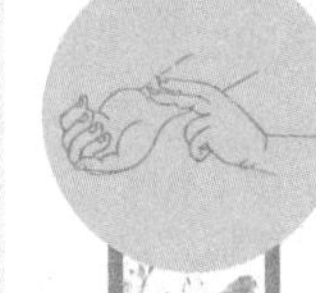

其弦硬程度随病情轻重而不同，轻则如按琴弦，重则如按弓弦，甚至如循刀刃。

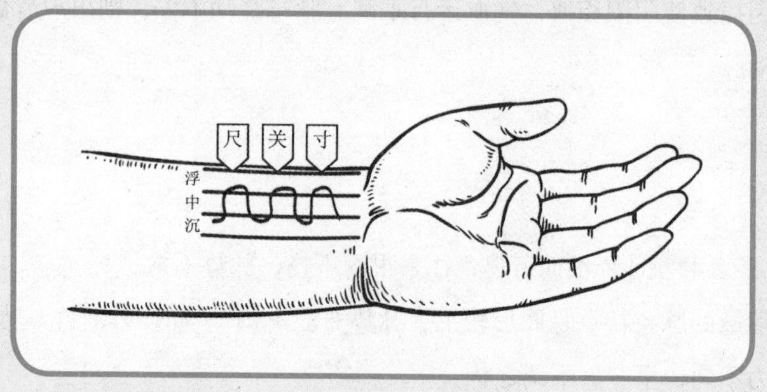

【临床意义】多见于肝胆病、疼痛、痰饮等，或胃气衰败。亦见于老年健康者。

【机制分析】弦脉在脏应肝，是脉气紧张的表现。肝主疏泄，调畅气机，以柔和为贵。若情志遂，肝气郁结，疏泄失常，致经脉拘束而见弦脉。气机阻滞，阴阳不和，或疟邪侵入，伏于半表半里，少阳枢机不利，均可见弦脉。

寒热诸邪、痰饮内停、情志不遂、疼痛等，均可使肝失疏泄，气机郁滞，阴阳不和，脉管失去柔和之性，弹性降低，紧张度增高，故脉来强硬而为弦，并随邪气性质不同而或为弦紧，或为弦数，或为弦滑等。

虚劳内伤，中气不足，肝木乘脾土；或肝病及肾，阴虚阳亢，也可见弦脉，但应为弦缓或弦细。如脉弦劲如循刀刃，为生气已败，病多难治。《脉诀刊误》说："弦而软，其病轻；弦而硬，其病重。"是以脉中胃气的多少来衡量病情轻重的经验，临床有一定意义。

弦脉在时应春，春季平人脉象多稍弦，是由于初春阳气主浮而天气犹寒，脉道稍带敛束，故脉如琴弦之端直而挺然，此为春季平脉。健康人中年之后，脉亦兼弦，老年人脉象多弦硬而失柔和，为精血衰减，脉道失其濡养而弹性降低的征象。朱丹溪指出："脉无水而不软也。"经云："年四十而阴气自半。"故随年龄增长，脉象失其柔和之性而变弦，属于生理性退化表现。

【相类脉】

紧脉

（1）脉象特征：脉来绷急弹指，状如牵绳转索。紧脉的脉象特点是脉势紧张有力，坚搏抗指，脉管的紧张度、力度均比弦脉高，其指感比弦脉更加绷急有力，且有旋转绞动或左右弹指的感觉，但脉体较弦脉柔软。

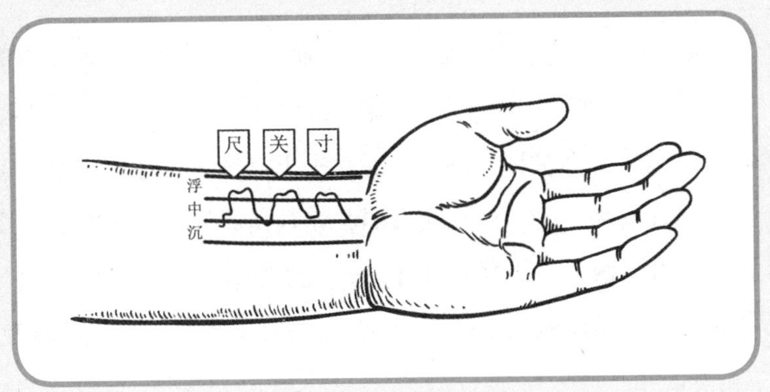

（2）临床意义：见于实寒证、疼痛、食积等。

（3）机制分析：寒为阴邪，主收引凝结，困遏阳气。寒邪侵袭机体，正气未衰，正邪相争剧烈，脉管收缩紧束而拘急，气血向外冲击有力，则脉来绷急而搏指，状如切绳，故主实寒证。寒邪侵袭，阳气被困而不得宣通，气血凝滞而不通，不通则痛；宿食积于中焦，气机失和，脉管受阻亦可见紧脉。

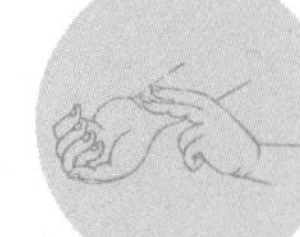

结脉

【脉象特征】脉来缓慢，时有中止，止无定数。

《脉经》曰："结脉往来缓，时一止复来。"《诊家正眼》称结脉是"迟滞中时见一止。"故结脉的脉象特点是脉来迟缓，脉律不齐，有不规则的歇止。

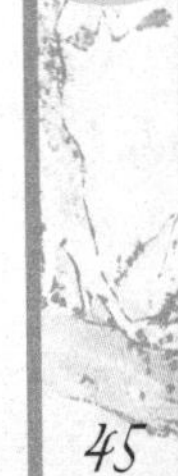

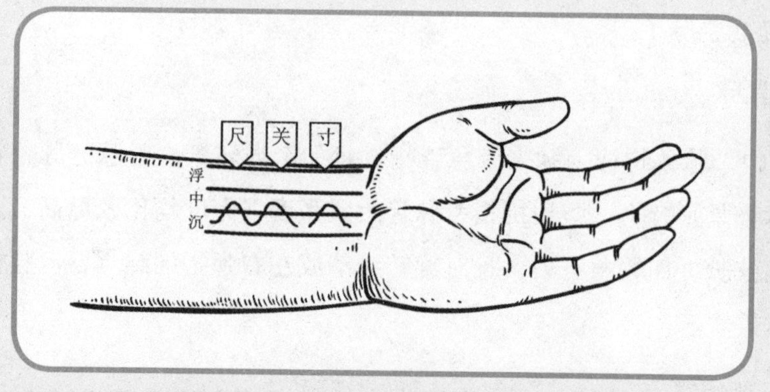

【临床意义】多见于阴盛气结、寒痰血瘀，亦可见于气血虚衰等证。

【机制分析】阴寒偏盛则脉气凝滞，故脉率缓慢；气结、痰凝、血瘀等积滞不散，心阳被抑，脉气阻滞而失于宣畅，故脉来缓慢而时有一止，且为结而有力；若久病气血衰弱，尤其是心气、心阳虚衰，鼓动无力，脉气不续，故脉来缓慢而时有一止，且为结而无力。

正常人有因情绪激动、过劳、酗酒、饮用浓茶等而偶见结脉者。

【相类脉】

1. 代脉

（1）脉象特征：脉来一止，止有定数，良久方还。代脉的脉象特点是脉律不齐，脉势较软弱，表现为有规则的歇止，歇止的时间较长。

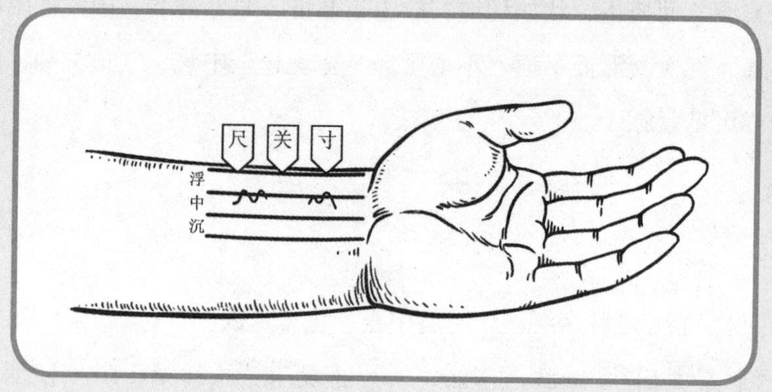

（2）临床意义：见于脏气衰微，疼痛、惊恐、跌仆损伤等。

（3）机制分析：脏气衰微，元气不足，以致脉气不相接续，故脉来时有歇止，止有定数，脉势软弱，常见于心脏器质性病变。疼痛、惊恐、跌打损伤等见代脉，是因暂时性的气结、血瘀、痰凝等阻抑脉道，血行涩滞，脉气不能衔接，而致脉代而应指有力。

2. 促脉

（1）脉象特征：脉来数而时有一止，止无定数。促脉的脉象特点是脉来急促，节律不齐，有不规则的歇止。

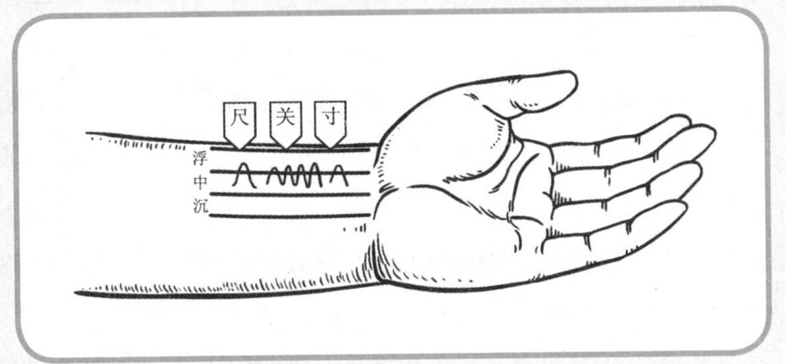

（2）临床意义：多见于阳盛实热、气血痰食停滞；亦见于脏气衰败。

（3）机制分析：阳邪亢盛，热迫血行，心气亢奋，故脉来急数；热灼阴津则津血衰少，心气受损，脉气不相接续，故脉有歇止；气滞、血瘀、痰饮、食积等有形实邪阻滞，脉气接续不及，亦可时见歇止。两者均为邪气内扰，脏气乘违，脉不接续所致，故其脉来促而有力。若因真元衰惫，心气衰败，虚阳浮动，亦可致脉气不相顺接而见促脉，但必促而无力。

正常人有因情绪激动、过劳、酗酒、饮用浓茶等而偶见促脉者。

脉象鉴别

在28种常见病脉中，有些脉象很相似，容易混淆不清，正如王叔和在《脉经·序》中所云："脉理精微，其体难辨……在心易了，指下难明。"故必须注意相似脉的鉴别。对此历代医家积累了丰富的经验，如李时珍在《濒湖脉学》中编有言简意赅的"相类诗"加以鉴别，徐灵胎更具体地说明脉象的鉴别可用近似脉象相比的比类法，和用相反脉象对比的对举法。

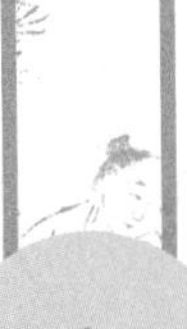

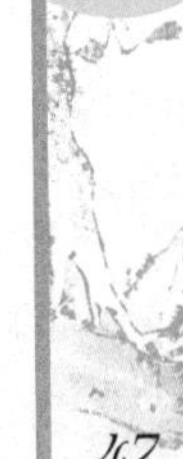

比类法

比类法可从两个方面着手：一是归类，或称分纲，即将相似的脉象归为一类；二是辨异，即分析相似脉象的区别。

1. 归类

由于脉象繁多，且有很多脉象彼此相似，不易掌握和记忆，将二十八种脉进行归类、分纲，就能提纲挈领，执简驭繁。

以往对脉象的分类标准并不一致。东汉张仲景把脉象分成阴阳两大类：浮、数、大、动、滑诸脉为阳脉，沉、涩、弱、弦、微诸脉为阴脉；宋代崔嘉彦以浮、沉、迟、数四脉为纲，将二十四脉隶属其下；元代滑伯仁主张以浮、沉、迟、数、滑、涩六脉统辖各脉；清代陈修园则主张以浮、沉、迟、数、细、大、短、长八脉为纲，以统各脉。

各种病脉均是在邪正斗争中形成的，辨证以表里寒热虚实为纲，脉象则有浮沉迟数虚实之相应。因此，现按浮、沉、迟、数、虚、实六个纲脉加以归类比较。

2. 辨异

在了解同类脉象相似特征的基础上，再将不同之处进行比较而予以区别，这就是脉象的辨异。这样有比较、有鉴别，更易于掌握，也便于诊察。

（1）浮脉与芤脉、革脉、濡脉、散脉：五种脉象的脉位均表浅，轻取皆可得。不同的是浮脉举之有余，重按稍减而不空，脉形不大不小；芤脉浮大无力，中间独空，如按葱管；革脉是浮取弦大搏指，外急中空，如按鼓皮；濡脉浮细无力而软，重按若无；散脉是浮而无根，至数不齐，脉力不匀。

（2）沉脉与伏脉、弱脉、牢脉：四种脉象的脉位均在皮下深层，故轻取不应。不同的是沉脉重按乃得；伏脉较沉脉部位更深，须推筋着骨始得，甚则暂时伏而不见；弱脉是沉而细软，搏动无力，按之乃得；牢脉沉取实大弦长，坚牢不移。

（3）迟脉与缓脉、结脉：三者脉率均小于五至。但迟脉一息不足四至；缓脉虽然一息四至，但脉来怠缓无力；结脉不仅脉率不及四至，而且有不规则的歇止。

（4）数脉与疾脉、滑脉、促脉：数脉、疾脉、促脉的共同点是脉率均快于正常脉象。不同的是数脉一息五至以上，不足七至；疾脉一息七八至；滑脉仅指脉势往来流利，应指圆滑，不受脉率限定；促脉不仅脉率每息在五至以上，且有不规则的歇止。

（5）细脉与微脉、弱脉、濡脉：四种脉象都是脉形细小且脉势软弱无力。细脉形小如线而应指明显，主要从脉搏的形态而言；微脉则极软极细，按之欲绝，若有若无，起落模糊，不仅从脉形言，而且主要指脉搏的力量弱；弱脉为沉细而无力；濡脉为浮细而无力，即脉位与弱脉相反，轻取即得，重按反不明显。

（6）实脉与洪脉：二者在脉势上都是充实有力。但实脉应指有力，举按皆然，来去俱盛；而洪脉浮而有力，状若波涛汹涌，盛大满指，来盛去衰。

（7）短脉与动脉：二者在脉搏搏动范围上都较小，仅关部明显。但短脉常兼迟涩；动脉其形如豆，常兼滑数有力之象。

（8）结脉与代脉、促脉：三者均属有歇止的脉象。但促脉为脉数而中止，结脉为脉缓而中止，二者歇止均不规则；代脉是脉来一止，其脉率可快可慢，且歇止有规则，歇止时间较长。

常见病脉归类简表

脉纲	共同特点	相类脉		
		脉名	脉象	主病
浮脉类	轻取即得	浮	举之有余，按之不足	表证，亦见于虚阳浮越证
		洪	脉体阔大，充实有力，来盛去衰	热盛
		濡	浮细无力而软	虚证，湿困
		散	浮取散漫而无根，伴至数或脉力不匀	元气离散，脏气将绝
		芤	浮大中空，如按葱管	失血，伤阴之际
		革	浮而搏指，中空边坚	亡血、失精、半产、崩漏

续表

脉纲	共同特点	相类脉		
		脉名	脉象	主病
沉脉类	重按始得	沉	轻取不应，重按始得	里证
		伏	重按推至筋骨始得	邪闭、厥病、痛极
		弱	沉细无力而软	阳气虚衰、气血俱虚
		牢	沉按实大弦长	阴寒内积、疝气、癥积
迟脉类	一息不足四至	迟	一息不足四至	寒证，亦见于邪热结聚
		缓	一息四至，脉来怠缓	湿病，脾胃虚弱；亦见于平人
		涩	往来艰涩，迟滞不畅	精伤、血少，气滞、血瘀，痰食内停
		结	迟而时一止，止无定数	阴盛气结，寒痰瘀血，气血虚衰
数脉类	一息五至以上	数	一息五至以上，不足七至	热证，亦主里虚证
		疾	脉来急疾，一息七八至	阳极阴竭，元气欲脱
		促	数而时一止，止无定数	阳热亢盛，瘀滞、痰食停积，脏气衰败
		动	脉短如豆，滑数有力	疼痛，惊恐
虚脉类	应指无力	虚	举按无力，应指松软	气血两虚
		细	脉细如线，应指明显	气血俱虚，湿证
		微	脉细极软，似有似无	气血大虚，阳气暴脱
		代	迟而中止，止有定数	脏气衰微，疼痛、惊恐、跌仆损伤
		短	首尾俱短，不及本部	有力主气郁，无力主气损
实脉类	应指有力	实	举按充实有力	实证，平人
		滑	往来流利，应指圆滑	痰湿、食积、实热；青壮年，孕妇
		弦	端直以长，如按琴弦	肝胆病、疼痛、痰饮等；老年健康者
		紧	绷急弹指，状如转索	实寒证、疼痛、宿食
		长	首尾端直，超过本位	阳气有余，阳证、热证、实证；平人
		大	脉体宽大，无汹涌之势	健康人；病进

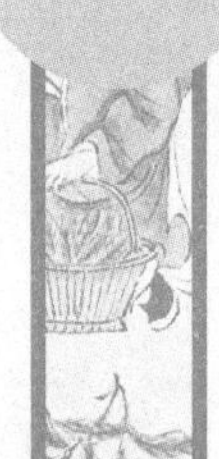

对举法

对举法就是把两种相反的脉象对比而加以鉴别的方法。除上述六纲脉的分类包含有对举的内容之外，再举例说明如下。

（1）浮脉与沉脉：是脉位浅深相反的两种脉象。浮脉脉位浅表，轻取即得，重按反弱，“如水漂木”；沉脉脉位深沉，轻取不应，重按始得，“如石投水。”

（2）迟脉与数脉：是脉率慢快相反的两种脉象。迟脉脉率比平脉慢，一息不足四至；数脉脉率比平脉快，一息五至以上不足七至。

（3）虚脉与实脉：是脉搏气势相反的两种脉象。虚脉三部脉举按均无力；实脉三部脉举按皆有力。

（4）滑脉与涩脉：是脉搏流利度相反的两种脉象。滑脉是往来流利，应指圆滑，“如盘走珠”；涩脉是往来艰涩，滞涩不畅，“如轻刀刮竹”。

（5）洪脉与细脉：是脉体大小和气势强弱相反的两种脉象。洪脉的脉体宽大，充实有力，来势盛而去势衰；细脉脉体细小如线，其势软弱无力，但应指明显。

（6）长脉与短脉：是脉位长短相反的两种脉象。长脉的脉象是脉管搏动的范围超过寸、关、尺三部；短脉的脉象是脉管的搏动短小，仅在关部明显，而在寸、尺两部不明显。

（7）紧脉与缓脉：是脉搏气势相反的两种脉象。紧脉脉势紧张有力，如按切绞绳转索，脉管的紧张度较高；缓脉脉势怠缓，脉管的紧张度较低，且脉来一息仅四至。

（8）散脉与牢脉：是脉位与气势相反的两种脉象。散脉脉位浅表，浮取应指，脉势软弱，散而零乱，至数不清，中取、沉取不应；牢脉脉位深沉，脉势充实有力，实大弦长，坚牢不移。

相兼脉

凡两种或两种以上的单因素脉相兼出现，复合构成的脉象即称为“相兼脉”或“复合脉”。

由于疾病是一个复杂的过程，可以由多种致病因素相兼致病，疾病中邪正斗争的形势会不断发生变化，疾病的性质和病位亦可随之而变。因此，病人的脉象经常是两种或两种以上相兼出现。

在二十八脉中，有的脉象属于单因素脉，如浮、沉、迟、数、长、短、大、细等脉便属此类。而有些脉本身就是由几种单因素脉合成的，如弱脉是由沉、细、软三种因素合成；濡脉是由浮、细、软三种因素合成；动脉由滑、数、短三者合成；牢脉由沉、实、大、弦、长五种合成。

实际上临床所见脉象基本上都是复合脉。因为脉位、脉次、脉形、脉势等都只是从一个侧面论脉，而诊脉时则必须从多方面进行综合考察，论脉位不可能不涉及脉之次、形、势，其余亦然。如数脉，必究其是有力还是无力、是浮数还是沉数、是洪数还是细数等。

这里尚需介绍其他一些复合脉。如浮数为二合脉，沉细数为三合脉，浮数滑实为四合脉。只要不是性质完全相反的脉，一般均可相兼出现。这些相兼脉象的主病，往往就是各种单因素脉象主病的综合。临床常见相兼脉及其主病列举如下。

（1）浮紧脉：多见于外感寒邪之表寒证，或风寒痹证疼痛。

（2）浮缓脉：多见于风邪伤卫，营卫不和的太阳中风证。

（3）浮数脉：多见于风热袭表的表热证。

（4）浮滑脉：多见于表证夹痰，常见于素体多痰湿而又感受外邪者。

（5）沉迟脉：多见于里寒证。

（6）沉弦脉：多见于肝郁气滞，或水饮内停。

（7）沉涩脉：多见于血瘀，尤常见于阳虚而寒凝血瘀者。

（8）沉缓脉：多见于脾虚，水湿停留。

（9）沉细数脉：多见于阴虚内热或血虚。

（10）弦紧脉：多见于寒证、痛症，常见于寒滞肝脉，或肝郁气滞所致疼痛等。

（11）弦数脉：多见于肝郁化火或肝胆湿热、肝阳上亢。

（12）弦滑数脉：多见于肝火夹痰，肝胆湿热或肝阳上亢，痰火内蕴等病证。

（13）弦细脉：多见于肝肾阴虚或血虚肝郁，或肝郁脾虚等证。

（14）滑数脉：多见于痰热、湿热或食积内热。

（15）洪数脉：多见于阳明经证、气分热盛，亦多见于外感热病。

综上所述，任何脉象都包含着位、次、形、势等方面的因素，当某一因素突出表现异常时，就以此单一因素而命名，如以脉位浮为单一的突出表现，而脉率适中，脉的形和势不大不小、和缓从容，即称为浮脉；如脉位浮而脉率快，其他因素无异常时，称为浮数脉。又如脉沉而脉形小，脉软无力时，可采用已经定义了的脉名——弱脉，亦可将几种特征并列而命名为沉细无力脉。总之，辨脉时务必考察诸方面的因素，并将各种变化因素作为辨证诊断的依据。

真脏脉

真脏脉是在疾病危重期出现的无胃、无神、无根的脉象。多表示病邪深重，元气衰竭，胃气已败的征象，故又称“败脉”“绝脉”“死脉”“怪脉”。

《素问·玉机真脏论》说：“邪气胜者，精气衰也。故病甚者，胃气不能与之俱至于手太阴，故真脏之气独见。独见者，病胜脏也，故曰死。”真脏脉的形态在该文中亦有具体描述：“真肝脉至中外急，如循刀刃责责然，如按琴瑟弦……；真心脉至坚而搏，如循薏苡子累累然……；真肺脉至大而虚，如以毛羽中人肤……；真肾脉至搏而绝，如指弹石辟辟然……；真脾脉至弱而乍数乍疏……。诸真脏脉见者，皆死不治也。”《医学入门·死脉总诀》说：“雀啄连来三五啄，屋漏半日一滴落，弹石硬来寻即散，搭指散乱真解索，鱼翔似有又似无，虾游静中跳一跃，更有釜沸涌如羹，旦占夕死不须药。”

根据真脏脉的主要形态特征，大致可以分成以下三类。

1. 无胃之脉

无胃的脉象以无冲和之意、应指坚搏为主要特征。如脉来弦急，如循刀刃称偃刀脉；脉动短小而坚搏，如循薏苡子为转豆脉；或急促而坚硬，如弹石称弹石脉等。临床提示邪盛正衰，胃气不能相从，心、肝、肾等脏气独现，是病情重危的征兆之一。

2. 无神之脉

无神之脉象以脉律无序，脉形散乱为主要特征。如脉在筋肉之间，连连数急，三五不调，止而复作，如雀啄食之状，称雀啄脉；如屋漏残滴，良久一滴者，溅起无力，状如水滴溅地貌，称屋漏脉；脉来乍疏乍密，散乱无序，如解乱绳状，称解索脉。主要由脾（胃）、肾阳气衰败所致，提示神气涣散，生命即将告终。

3. 无根之脉

无根脉象以虚大无根或微弱不应指为主要特征。如脉在皮肤，浮数之极，至数不清，如釜中沸水，浮泛无根，称釜沸脉，提示三阳热极，阴液枯竭；脉在皮肤，头定而尾摇，似有似无，如鱼在水中游动，称鱼翔脉，提示三阴寒极，亡阳于外；脉在皮肤，来则隐隐其形，时而跃然而去，如虾游冉冉，忽而一跃的状态，称虾游脉，提示阴绝阳败，主死。

但是，随着医疗技术的不断提高，人们通过不断地研究和临床实践，对真脏脉亦有新的认识，认为其中有一部分是由于心脏器质性病变所造成的，但不一定是无药可救的死证，应仔细观察，尽力救治。

第六章 妇人脉与小儿脉

诊妇人脉

妇人有经、孕、产育等特殊的生理活动及其病变，因而其脉诊亦有一定的特殊性。

1. 诊月经脉

妇人左关、尺脉忽洪大于右手，口不苦，身不热，腹不胀，是月经将至。寸、关脉调和而尺脉弱或细涩者，月经多不利。

妇人闭经，尺脉虚细而涩者，多为精血亏少的虚闭；尺脉弦或涩者，多为气滞血瘀的实闭；脉象弦滑者，多为痰湿阻于胞宫。

2. 诊妊娠脉

已婚妇女，平时月经正常，突然停经，脉来滑数冲和，兼饮食偏嗜者，多为妊娠之征。《素问·阴阳别论》云：“阴搏阳别，谓之有子。”《素问·平人气象论》又云：“妇人手少阴脉动甚者，妊子也。”指出妇人两尺脉搏动强于寸脉或左寸脉滑数动甚者，均为妊娠之征。尺脉候肾，胞宫系于肾，妊娠后胎气鼓动，故两尺脉滑数搏指，异于寸部脉者为有孕之征。此两说可供临床参考。

3. 诊临产脉

妇人临产时，脉象会异于平常。《诸病源候论·妇人难产病诸候》中云：“诊其尺脉，转急如切绳转珠者，即产也。”《脉经》卷九中谓：“妇人怀娠离经，其脉浮，设腹痛引腰脊，为今欲生也。”《医宗必读·新著四言脉诀》云：“离经者，离乎经常之脉也。”由此可知，临产妇人可出现不同于平常的脉象，其脉多浮，或脉数而滑或紧。清代王燕昌《医存》云：“妇人两中指顶节之两旁，非正产时则无脉，……若此处脉跳，腹连腰痛，一阵紧一阵，二目乱出金花，

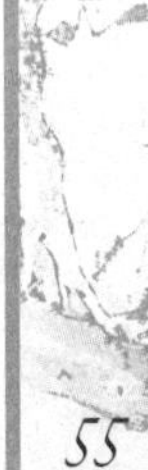

切中指离经脉法示意图

乃正产时也。”薛己《女科撮要》亦指出：“欲产之时，觉腹内转动……试捏产母中指中节或本节跳动，方临盆，即产矣。”这说明孕妇在平时无脉的中指中节或本节的两旁出现脉搏跳动，即是临产之兆。

诊小儿脉

诊小儿脉在《内经》中已有记述，自后世医家提出望小儿指纹的诊法以后，对于3岁以内的婴幼儿，往往以望指纹代脉诊，对3岁以上者才采用脉诊。

1. 诊小儿脉方法

小儿寸口部位短，难以布三指以分三关，故诊小儿脉的方法与诊成人不同，常采用一指总候三部诊法，简称“一指定三关”。

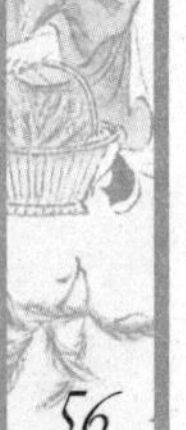

操作方法是用左手握小儿手，对3岁以内婴幼儿，医生可用右手拇指或食指按于掌后高骨处诊得脉动，不分三部，以定至数为主（如图Ⅰ）；对3～5岁病儿，以高骨中线为关，向高骨的前后两侧（掌端和肘端）滚转寻三部（如图Ⅱ）；对6～8岁病儿，可以向高骨的前后两侧（掌端和肘端）挪动拇指，分别诊寸、关、尺三部；对9～10岁病儿，可以次第下指，依寸、关、尺三部诊脉；对10岁以上的病儿，则可按诊成人脉的方法取脉。

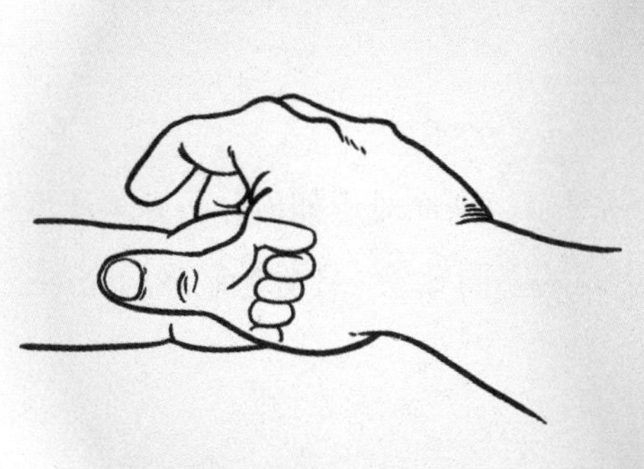

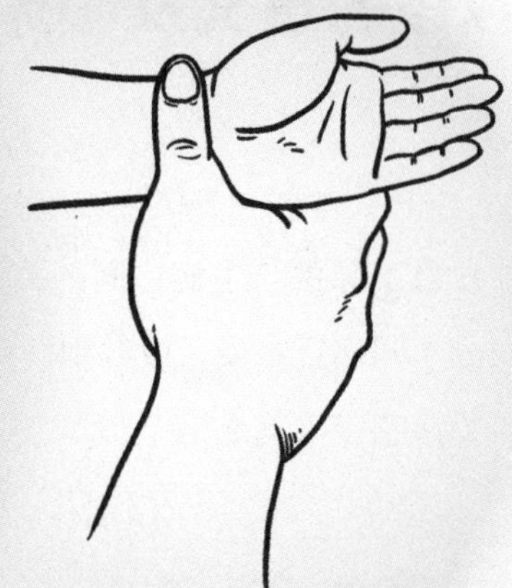

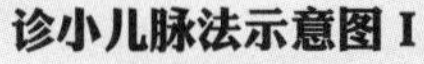
诊小儿脉法示意图 I　　诊小儿脉法示意图 II

2. 小儿正常脉象的特点

由于小儿脏腑娇嫩、形气未充，且又生机旺盛、发育迅速，故正常小儿的平和脉象较成人脉软而速，年龄越小，脉搏越快。若按成人正常呼吸定息，2 ~ 3 岁的小儿，脉动 6 ~ 7 次为常脉，约每分钟 100 ~ 120 次；5 ~ 10 岁的小儿，脉动 6 次为常脉，约每分钟 100 次左右，4 ~ 5 至为迟脉。

3. 小儿病脉

由于小儿疾病一般都比较单纯，故其病脉也不似成人那么复杂。主要以脉的浮、沉、迟、数辨病证的表、里、寒、热；以脉的有力、无力定病证的虚、实。浮脉多见于表证，浮而有力为表实，浮而无力为表虚；沉脉多见于里证，沉而有力为里实，沉而无力为里虚；迟脉多见于寒证，迟而有力为实寒，迟而无力为虚寒；数脉多见于热证，浮数为表热，沉数为里热，数而有力为实热，数而无力为虚热。此外，痰热壅盛或食积内停可见滑脉；湿邪为病可见濡脉；心气、心阳不足可见歇止脉。

第七章
脉诊的意义及临床运用

由于脉象与主病之间的关系十分复杂，因而对于如何分析脉象所反映的不同病证本质，或辨别病证所出现的不同脉象，在脉诊临床运用中，需要注意以下问题。

独异脉的诊断意义

临床上若能发现疾病中所表现出的某种特殊的脉象变化，即“独异脉”，这对于病证诊断是极为有益的。如《景岳全书·脉神章》说：“独之为义，有部位之独也，有脏气之独也，有脉体之独也。部位之独者，谓诸部无恙，唯此稍乖，乖处藏奸，此其独也。脏气之独者，不得以部位为拘也，如诸见洪者皆是心脉，……五脏之中，各有五脉，五脉互见，独乖者病……。脉体之独者，如经所云，独小者病，独大者病，独疾者病，独迟者病……。但得其一而即见病之本矣。”

“部位之异”是指某种脉象仅见于某一部，如左关脉独弦，右寸脉独弱。这些脉的主病多与该部所属脏腑有关。如左关脉弦为肝郁，右寸脉弱为肺虚，左尺脉弱多肾虚等，依此类推。

“脏气之独”是指某些脉常见于相应脏腑的病证，如结、代、促脉常是心病的表现，其他如肝病多见弦脉、肺病常见浮脉、脾病常见缓脉、肾病的脉象多沉等，五脏之中，各有本脉，独见者病也。

“脉体之独”是指病中突出表现为某种脉象，其所主的病证自明，如滑脉主痰湿、湿热、食积，紧脉主伤寒、疼痛，濡脉主脾虚、湿困，伏脉主邪闭、厥病、痛极，芤脉见于失血、伤阴之际等。

辨脉主病不可拘泥

脉象一般以浮为主表，沉为在里，数多热，迟多寒，弦大为实，细微为虚。但这些表、里、寒、热、虚、实之间，又有真假疑似，须要注意。如《景岳全书·脉神章》说："浮虽属表，而凡阴虚血少，中气亏损者，必浮而无力，是浮不可以概言表；沉虽属里，而凡外邪初感之深者，寒束经络，脉不能达，必见沉紧，是沉不可以概言里。数为热，而真热者未必数，凡虚损之证，阴阳俱困，气血张惶，虚甚者数愈甚，是数不可以概言热；迟为寒，而凡伤寒初退，余热未清，脉多迟滑，是迟不可以概言寒。"

脉症的顺逆与从舍

脉症顺逆，是指脉与症的相应与不相应，以判断病情的顺逆。一般而论，脉与症相一致者为顺，反之为逆。如暴病脉来浮、洪、数、实者为顺，反映正气充盛能够抗邪；久病脉来沉、微、细、弱者为顺，说明正虽不足而邪亦不盛。若新病脉反见沉、细、微、弱，说明正气虚衰；久病脉反见浮、洪、数、实等，则表示正气衰而邪不退，均属逆证。

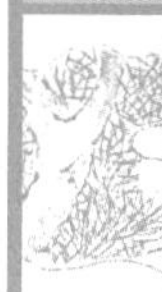

脉与症有时表现不一致者，当根据疾病的本质决定从舍，或舍脉从症，或舍症从脉。如自觉烦热，而脉见微弱者，必属虚火；腹虽胀满，而脉微弱者，则是脾胃虚弱之故；胸腹不灼，而见脉大者，必非火邪；本无胀满疼痛，而脉见弦强者，并非实证。脉有从舍，说明脉象只是疾病表现的一个方面，因而要四诊合参，认真分析，才能全面认识疾病的本质。

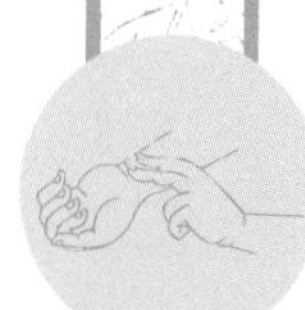

脉诊的意义

诊脉是中医临床不可缺少的诊察步骤和内容。脉诊之所以重要，是由于脉象能传递机体各部分的生理、病理信息，是了解机体脏腑功能变化及气血运行状态的窗口，可为诊断病证提供重要依据。

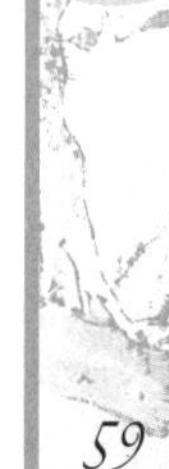

中医整体观指出，人体是一个有机的整体，《灵枢·脉度》载："阴脉荣其脏，阳脉荣其腑……其流溢之气，内溉脏腑，外濡腠理。"表明机体各部分有赖经络气血的运行流注和温煦濡养而发挥功能；同时人体又与自然界相应，人的经脉气血随日月运转而产生相应的变化，正如《素问·脉要精微论》所说："四变之动，脉与之上下。"上述各种生命现象，都通过脉象的动态变化及时地反映出来。但是，脉象的生理性变异有一定的限度和规律。当机体遭受外邪侵扰时，这种生理性平衡就遭到破坏，造成气血、脏腑功能逆乱，反映在脉象上就出现各种病脉。《景岳全书·脉神章》载："脉者，气血之神，邪正之鉴也，有诸中必形诸外。故血气盛者脉必盛，血气衰者脉必衰，无病者脉必正，有病者脉必乖。"脉象的盛、衰、正、乖，都是气血邪正的外在表现，通过诊脉可以了解气血的虚实、阴阳的盛衰、脏腑功能的强弱，以及邪正力量的消长，为治疗指出依据。医生不识脉就无以辨证，不辨证就无以论治，只有精通脉理，方能成为良医。脉诊的临床意义，可归纳为以下四个方面：

（一）辨别疾病的部位

疾病部位就是指机体发生疾病时，病邪在表或在里，或侵犯机体的何脏何腑等。五脏六腑之气血，无不通于心脉。因此，当脏腑生理功能发生病理改变时，便会影响气血的正常运行而在脉象上反映出来。如浮脉多主表证，沉脉多为里证。寸口脉的寸、关、尺三部，在左分属心、肝胆、肾，在右分属肺、脾胃、肾。若某部脉象发生特异变化，则应考虑其相应脏腑发生病变的可能，如两手尺部脉见微弱，多为肾气虚衰；右关部见弱脉多为脾胃气虚；左寸部见洪脉多为心火上炎或上焦实热等。

"心主身之血脉""诸血者，皆属于心"，脉与心息息相关，脉搏是心功能的具体表现，故诊察脉象尤可帮助诊断心的病证。如促、结、代三脉多见于心血、心阴不足或心气亏虚、心阳不振的病人。又如随着医疗技术的不断发展，大量的临床实践证实了真脏脉中的大部分是心律失常的脉象，且其中绝大部分是由心脏器质性病变所造成的。

（二）判断疾病的性质

疾病的性质就是指病证属寒或属热，以及痰饮瘀滞等。《素问·脉要精微论》说："长则气治，短则气病，数则烦心，大则病进，上盛则气高，下盛则气胀，代则气衰，细则气少，涩则心痛……。"说明各种脉象都能在一定程度上反映病证的病理特点。如寒与热均可改变气血在体内运行的速率，常反映出不同的脉象，故可从不同的脉象上判断病变的性质。数脉、洪脉、滑脉、长脉等，多见于热证，有力为实热，无力为虚热；迟脉、紧脉等，多见于寒证，有力为实寒，无力为虚寒。

（三）分辨邪正的盛衰

疾病过程中邪正双方的盛衰，必然影响脉象的变化，故诊察脉象可以分辨疾病过程中的邪正盛衰。如脉见虚、细、弱、微、短、革、代等无力脉象，多为气血不足、精亏、阳气衰微所致之虚证；若脉见实、洪、滑、弦、紧、长等有力脉象，则多为邪气亢盛，正气不衰，正邪交争剧烈所致之实证。

（四）推断疾病的进退和预后

通过诊脉能及时反馈病变的信息，可以判断病情的轻重缓急，推测预后的凶吉，观察疗效的好坏。

观察脉象推断疾病的进退和预后，必须结合临床症状，脉症合参，并要注意对脉象的动态观察。如外感病脉象由浮转沉，表示病邪由表入里；由沉转浮为病邪由里出表。久病而脉象和缓，或脉力逐渐增强，是胃气渐复，病退向愈之兆；久病气虚或失血、泄泻而脉象虚大，则多属邪盛正衰，病情加重的征兆。热病脉象多滑数，若汗出热退而脉转缓和为病退；若大汗后热退身凉而脉反促急、烦躁者为病进，并有亡阳虚脱的可能。正如《景岳全书·脉神章》所说："若欲察病之进退吉凶者，但当以胃气为主，察之之法，如今日尚和缓，明日更弦急，知邪气之愈进，邪愈进则病愈甚矣。今日甚弦急，明日稍和缓，知胃气之渐至，胃气至

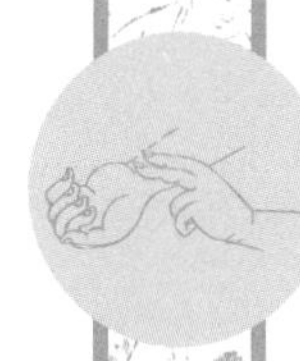

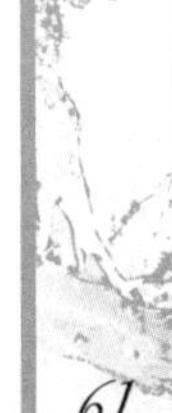

则病渐轻矣。即如顷刻之间，初急后缓者，胃气之来也；初缓后急者，胃气之去也。此察邪正进退之法也。”所以缺乏和缓从容之势的脉象，是预后凶险的征兆。

此外，脉象和症状都是疾病的表现，二者通常反映一致的特性，若脉与症不一致时，则提示病情比较复杂，治疗比较困难，预后较差，如脱血者脉反洪，是元气外脱的征兆；病寒热而脉反细弱，是元气虚陷，正不胜邪的现象。这些情况多反映邪正的消长和病情进退，对推测疾病的预后吉凶有一定意义。

第八章 辨脉诊治肺系病证

感冒

【病因病机】

感冒是感受触冒风邪或时行病毒，邪犯卫表而导致的常见外感疾病，临床表现以鼻塞、流涕、喷嚏、咳嗽、头痛、恶寒、发热、全身不适、脉浮为主要特征。四季均可发生，尤以春冬两季为多。轻者多为感受当令之气，称为伤风、冒风、冒寒；病情重者多为感受非时之邪，称为重伤风。在一个时期内广泛流行、病情类似者，称为时行感冒。

本病邪在肺卫，辨证属表实证，但应根据病情，区别风寒、风热和暑湿兼夹之证，还需注意体虚感冒者的特殊性。

【治疗原则】

感冒的病位在卫表肺系，治疗应因势利导，从表而解，遵循《素问·阴阳应象大论》“其在皮者，汗而发之”之意，采用辛散解表的治疗原则。风寒证治以辛温解表；风热证治以辛凉解表；暑湿杂感者，又当清暑祛湿解表。

【辨证论治】

1. 风寒束表证

脉象：脉浮或浮紧。

症状：恶寒重，发热轻，无汗，头痛，肢节酸疼，鼻塞声重，或鼻痒喷嚏，时流清涕，咽痒，咳嗽，痰吐稀薄色白，口不渴或渴喜热饮，舌苔薄白而润。

证机：风寒外束，卫阳被郁，腠理闭塞，肺气不宣。

治法：辛温解表。

代表方：荆防达表汤或荆防败毒散加减。两方均为辛温解表剂，前方疏风散寒，用于风寒感冒轻证；后方辛温发汗，疏风祛湿，用于时行

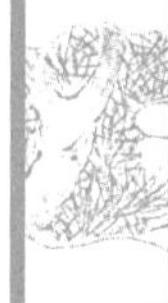

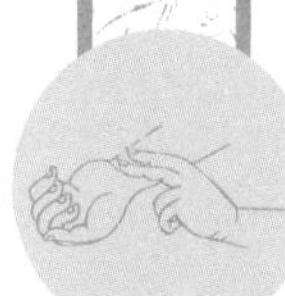

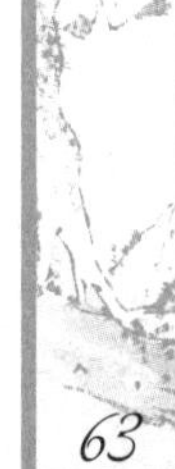

感冒，风寒夹湿证。

方解：荆芥、防风、苏叶、葱白、生姜等解表散寒；杏仁、前胡、桔梗、甘草、橘红宣通肺气。

加减：若表寒重，头痛身痛，恶寒发热，无汗者，配麻黄、桂枝以增强发表散寒之功用；表湿较重，肢体酸痛，头重头胀，身热不扬者，加羌活、独活祛风除湿，或用羌活胜湿汤加减；湿邪蕴中，脘痞食少，或有便溏，苔白腻者，加苍术、厚朴、半夏化湿和中；头痛甚者，配白芷、川芎散寒止痛；身热较著者，加柴胡、薄荷疏表解肌。

2，风热犯表证

脉象：脉浮数。

症状：发热，微恶风寒，或有汗，头胀痛，面赤，咳嗽，痰黏或黄，咽喉疼痛，鼻塞，流黄浊涕，口干欲饮，舌苔薄黄，舌边尖红。

证机：风热犯表，热郁肌腠，卫表失和，肺失清肃。

治法：辛凉解表。

代表方：银翘散或葱豉桔梗汤加减。两方均有辛凉解表、轻宣肺气的功能。但前者长于清热解毒，适用于风热表证热毒重者；后者重在清宣解表，适用于风热袭表，肺气不宣者。

方解：金银花、连翘、淡豆豉、薄荷、荆芥辛凉解表，疏风清热；竹叶、芦根清热生津；牛蒡子、桔梗、甘草宣利肺气，化痰利咽。

加减：若风热上壅，头胀痛较甚者，加桑叶、菊花以清利头目；痰阻于肺，咳嗽痰多者，加贝母、前胡、杏仁化痰止咳；痰热较盛，咯痰黄稠者，加黄芩、知母、瓜蒌皮；气分热盛，身热较著，恶风不显，口渴多饮，尿黄者，加石膏、鸭跖草清肺泄热；热毒壅阻咽喉，乳蛾红肿疼痛者，加一枝黄花、土牛膝、玄参清热解毒利咽；时行感冒热毒较盛，壮热恶寒，头痛身痛，咽喉肿痛，咳嗽气粗者，配大青叶、蒲公英、七叶一枝花等清热解毒；若风寒外束，入里化热，热为寒遏，烦热恶寒，少汗，咳嗽气急，痰稠，声哑，苔黄白相间者，可用石膏配麻黄内清肺热，外散表寒。

3. 暑湿伤表证

脉象：脉濡数。

症状：身热，微恶风，汗出不畅，肢体酸重或疼痛，头昏重胀痛，咳嗽痰黏，鼻流浊涕，心烦口渴，或口中黏腻，渴不多饮，胸闷脘痞，泛恶，腹胀，大便或溏，小便短赤，舌苔薄黄而腻。

证机：暑湿遏表，湿热伤中，表卫不和，肺气不清。

治法：清暑祛湿解表。

代表方：新加香薷饮加减。本方功能清暑化湿，用于夏月暑湿感冒，身热心烦，有汗不畅，胸闷等症。

方解：金银花、连翘辛凉解表；香薷发汗解表；厚朴、扁豆花化湿和中。

加减：若暑热偏盛，可加黄连、山栀、黄芩、青蒿清暑泄热；湿困卫表，肢体酸重疼痛较甚者，加豆卷、藿香、佩兰等芳化宣表；里湿偏盛，口中黏腻，胸闷脘痞，泛恶，腹胀，便溏者，加苍术、白蔻仁、半夏、陈皮和中化湿；小便短赤者，加滑石、甘草、赤茯苓清热利湿。

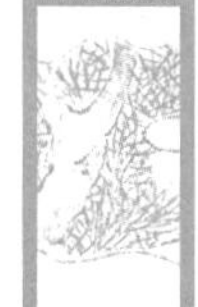

4. 体虚感冒

体虚之人，卫外不固，感受外邪，常缠绵难愈，或反复不已。其病邪属性仍不外四时六淫。但阳气虚者，感邪多从寒化，且易感受风寒之邪；阴血虚者，感邪多从热化、燥化，且易感受燥热之邪。临床表现肺卫不和与正虚症状并见。治疗不可过于辛散，单纯祛邪，强发其汗，重伤正气，当扶正达邪，在疏散药中酌加补正之品。

（1）气虚感冒

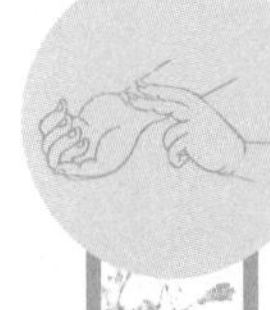

脉象：脉浮而无力。

症状：恶寒较甚，发热，无汗，头痛，咳嗽，痰白，咯痰无力，平素神疲体弱，气短懒言，反复易感，舌淡苔白。

证机：表虚卫弱，风寒乘袭，气虚无力达邪。

治法：益气解表。

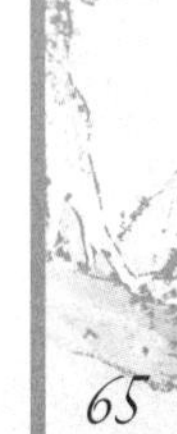

代表方：参苏饮加减。本方益气解表，化痰止咳。主治气虚外感风

寒，内有痰湿，恶寒发热，无汗，头痛，咳嗽，气短，脉弱等症。

方解：人参、甘草、茯苓补气扶正以祛邪；紫苏叶、葛根、前胡疏风解表；半夏、陈皮、枳壳、桔梗宣肺化痰止咳。

加减：若表虚自汗，易伤风邪者，可常服玉屏风散益气固表，以防感冒。若见恶寒重，发热轻，四肢欠温，语音低微，舌质淡胖，脉沉细无力，为阳虚外感，当助阳解表，用再造散加减。药用党参、黄芪、桂枝、附子、炙甘草温阳益气；细辛、防风、羌活解表散寒。

（2）阴虚感冒

脉象：脉细数。

症状：身热，微恶风寒，少汗，头昏，心烦，口干，干咳少痰，舌红少苔。

证机：阴亏津少，外受风寒，表卫失和，津液不能作汗。

治法：滋阴解表。

代表方：加减葳蕤汤化裁。本方滋阴解表，适用于体虚感冒，头痛身热，微恶风寒，汗少，咳嗽咽干，舌红，脉数等症。

方解：玉竹滋阴，以资汗源；甘草、大枣甘润和中；豆豉、薄荷、葱白、桔梗疏表散邪；白薇清热和阴。

加减：阴伤较重，口渴，咽干明显者，加沙参、麦冬以养阴生津；血虚，面色无华，唇甲色淡，脉细者，加地黄、当归滋阴养血。

【预防调护】

在流行季节须积极预防。生活上应慎起居，适寒温，在冬春季节尤当注意防寒保暖，盛夏亦不可贪凉露宿。注意锻炼，增强体质，以御外邪。常易患感冒者，可坚持每天按摩迎香穴，并服用防治药物。如时邪毒胜，流行广泛，可用贯众、板蓝根、生甘草煎服。在流行季节，应少去人口密集的公共场所，防止交叉感染。室内可用食醋熏蒸，作空气消毒，以预防感染。治疗期间应认真护理，发热者适当休息。对时感重症及老年、婴幼儿、体虚者，需加强观察，注意病情变化，如高热动风、邪陷心包、合并或并发其他疾病等。汤剂煎沸后 5 至 10 分钟即可，过煮则降低药效。趁温热服，服后覆被避风取汗，或进热粥、米汤以助药力。出汗后尤应避风，以防复感。

咳嗽

【病因病机】

咳嗽是指外感或内伤等因素，导致肺失宣降，肺气上逆作声，咯吐痰液为临床特征的一种病证，为肺系疾病的主要证候之一。有声无痰为咳，有痰无声为嗽。咳嗽既是独立性的病证，又是肺系多种疾病的一个症状。现代医学中急慢性支气管炎、部分支气管扩张症、慢性咽炎等可参考本节辨证论治。

咳嗽的病因有外感、内伤两大类。外感咳嗽为六淫外邪侵袭肺系；内伤咳嗽为脏腑功能失调，内生病邪。不论邪从外入，或自内而发，均可引起肺失宣肃，肺气上逆而作咳。

【辨证论治】

1. 外感咳嗽

（1）风寒袭肺证

脉象：脉浮或浮紧。

症状：咳嗽声重，气急，咽痒，咯痰稀薄色白，常伴鼻塞，流清涕，头痛，肢体酸楚，恶寒发热，无汗，舌苔薄白。

证机：风寒袭表，肺气失宣。

治法：疏风散寒，宣肺止咳。

代表方：三拗汤合止嗽散加减。两方均能宣肺止咳化痰，但前方以宣肺散寒为主，用于风寒闭肺；后方以疏风润肺为主，用于咳嗽迁延不愈或愈而复发者。

方解：麻黄宣肺散寒；杏仁、桔梗、前胡、甘草、陈皮等宣肺利气，化痰止咳。

加减：胸闷、气急等肺气闭实之象不著，而外有表证者，可去麻黄之辛散，加荆芥、苏叶、生姜以疏风解表；夹痰湿，咳而痰黏，胸闷，苔腻者，加半夏、厚朴、茯苓以燥湿化痰；咳嗽迁延不已者，加紫菀、百部温润降逆，避免过于温燥辛散伤肺；表寒未解，里有郁热，热为寒遏，咳嗽音哑，气急似喘，痰黏稠，口渴，心烦，或有身热者，加生石膏、桑白皮、黄芩以解表清里。

（2）风热犯肺证

脉象：脉浮数或浮滑。

症状：咳嗽，咯痰不爽，痰黏稠或黄，气粗或咳声嘶哑，喉燥咽痛，咳时汗出，常伴鼻流黄涕，口渴，头痛肢楚，恶风身热，舌苔薄黄。

证机：风热犯肺，肺失清肃。

治法：疏风清热，宣肺止咳。

代表方：桑菊饮加减。本方功能疏风清热，宣肺止咳，用于咳嗽痰黏，咽干，微有身热者。

方解：桑叶、菊花、薄荷、连翘疏风清热；杏仁、桔梗清肃肺气，化痰止咳。

加减：肺热内盛，身热较著，恶风不显，口渴喜饮者，加黄芩、知母清肺泄热；热邪上壅，咽痛者，加射干、山豆根、锦灯笼、赤芍清热利咽；热伤肺津，咽燥口干，舌质红者，加南沙参、天花粉、芦根清热生津；夏令暑湿者，加六一散、鲜荷叶清解暑热。

（3）风燥伤肺证

脉象：脉浮数或小数。

症状：干咳，喉痒，咽喉干痛，唇鼻干燥，咳痰不爽，无痰或痰少而黏，或痰中带有血丝，口干，常伴鼻塞，头痛，微寒，身热等表证，舌质红干而少津，苔薄白或薄黄。

证机：风燥伤肺，肺失清肃。

治法：疏风清肺，润燥止咳。

代表方：桑杏汤加减。本方清宣凉润，用于风燥伤津，干咳少痰，外有表证者。

方解：桑叶、豆豉疏风解表；杏仁、象贝母肃肺止咳；南沙参、梨皮、山栀生津润燥。

加减：津伤较甚，干咳，咯痰不多，舌干红少苔者，配麦冬、北沙参滋养肺阴；热重不恶寒，心烦口渴者，酌加石膏、知母清肺泄热；肺络受损，痰中夹血者，配白茅根清热止血。

另有凉燥伤肺咳嗽，乃燥邪与风寒相兼犯肺所致，表现为干咳少痰或无痰，咽干鼻燥，兼有恶寒发热，头痛无汗，舌苔薄白而干等症。用药当以温而不燥，润而不凉为原则，方取杏苏散加减。药用苏叶、杏仁、前胡辛以宣散；紫菀、款冬花、百部、甘草温润止咳。若恶寒甚、无汗，可配荆芥、防风以解表发汗。

2. 内伤咳嗽

（1）痰湿蕴肺证

脉象：脉濡滑。

症状：咳嗽反复发作，咳声重浊，痰多，因痰而嗽，痰出咳平，痰黏腻或稠厚成块，色白或带灰色，每于早晨或食后则咳甚痰多，进甘甜油腻食物加重，胸闷，脘痞，呕恶，食少，体倦，大便时溏，舌苔白腻。

证机：脾湿生痰，上渍于肺，壅遏肺气。

治法：燥湿化痰，理气止咳。

代表方：二陈平胃散合三子养亲汤加减。二陈平胃散燥湿化痰，理气和中，用于咳而痰多，痰质稠厚，胸闷脘痞，苔腻者；三子养亲汤降气化痰，用于痰浊壅肺，咳逆痰涌，胸满气急，苔浊腻者。两方同治痰湿，前者重点在胃，痰多脘痞者适用；后者重点在肺，痰涌气急者较宜。

方解：半夏、陈皮、茯苓、苍术、厚朴燥湿化痰，理气和中；白芥子、苏子温肺降气；莱菔子消食导滞，使气行则痰行。

加减：咳逆气急，痰多胸闷者，加白前、杏仁、桔梗化痰降气；寒痰较重，痰黏白如沫，怯寒背冷者，加干姜、细辛温肺化痰；久病脾虚，神疲者，加党参、白术健脾益气。症状平稳后可服六君子丸加减以资调理，或合杏苏二陈丸标本兼顾。

（2）痰热郁肺证

脉象：脉数滑。

症状：咳嗽气息粗促，或喉中有痰声，痰多质黏厚或稠黄，咯吐不爽，或有热腥味，或咯血痰，胸胁胀满，或咳引胸痛，面赤，或有身热，口干欲饮，舌质红，舌苔薄黄腻。

证机：痰热壅肺，肺失肃降。

治法：清热肃肺，豁痰止咳。

代表方：清金化痰汤加减。本方功在清热化痰，用于咳嗽气急、胸满、痰稠色黄者。

方解：黄芩、山栀、知母、桑白皮清泄肺热；茯苓、贝母、瓜蒌、桔梗、陈皮、甘草清肺化痰；麦冬养阴润肺以宁咳。

加减：痰热郁蒸，痰黄如脓或有热腥味者，加鱼腥草、金荞麦根、象贝母、冬瓜仁等清热化痰；痰热壅盛，腑气不通，胸满咳逆，痰涌，便秘者，配葶苈子、大黄、风化硝泻肺通腑逐痰；痰热伤津，口干，舌红少津者，配北沙参、麦冬、天花粉养阴生津。

（3）肝火犯肺证

脉象：脉弦数。

症状：上气咳逆阵作，咳时面赤，咽干口苦，常感痰滞咽喉而咯之难出，量少质黏，或痰如絮状，咳时胸胁胀痛，症状可随情绪波动而增减，舌红或舌边尖红，舌苔薄黄少津。

证机：肝郁化火，上逆侮肺。

治法：清肺泻肝，顺气降火。

代表方：黛蛤散合加减泻白散加减。黛蛤散清肝化痰，加减泻白散顺气降火，清肺化痰，二方相合，使气火下降，肺气得以清肃，咳逆自平。

方解：桑白皮、地骨皮、黄芩清肺热；青黛、海蛤壳化痰热；粳米、甘草和胃气，使泻肺而不伤脾胃；火旺者，加山栀、丹皮泻肝火。

加减：肺气郁滞，胸闷气逆者，加瓜蒌、枳壳、葶苈子利气降逆；咳引胸痛者，配郁金、丝瓜络理气和络；痰黏难咯者，加海浮石、冬瓜仁、贝母清热豁痰；火郁伤津，咽燥口干，咳嗽日久不减者，酌加北沙参、麦冬、天花粉、诃子养阴生津敛肺。

（4）肺阴亏耗证

脉象：脉细数。

症状：干咳，咳声短促，痰少黏白，或痰中带血丝，或声音逐渐嘶哑，口干咽燥，常伴午后潮热，颧红，盗汗，日渐消瘦，神疲，舌质红少苔，或舌红少津。

证机：肺阴亏虚，虚热内灼，肺失润肃。

治法：滋阴润肺，化痰止咳。

代表方：沙参麦冬汤加减。本方有甘寒养阴、润燥生津之功，可用于阴虚肺燥，干咳少痰。

方解：沙参、麦冬、天花粉、玉竹滋养肺阴；甘草、扁豆补土生金；桑叶轻清宣透，以散燥热。

加减：久热久咳者，可用桑白皮易桑叶，加地骨皮清肺泄热；肺气不敛，咳而气促者，加五味子、诃子以敛肺气；阴虚潮热者，酌加功劳叶、银柴胡、青蒿、白薇等以清虚热；阴虚盗汗者，加糯稻根须、浮小麦收敛止汗；肺热灼津，咯吐黄痰者，加海蛤粉、知母、黄芩清热化痰；热伤血络，痰中带血者，加牡丹皮、山栀、藕节清热凉血止血。

【预防调护】

咳嗽的预防，重点在于提高机体卫外功能，增强皮毛腠理御寒抗病能力。若久咳自汗出者，可酌选玉屏风散、生脉饮服用。对于咳嗽的预防，首应注意气候变化，防寒保暖，饮食不宜肥甘、辛辣及过咸，嗜酒及吸烟等不良习惯尤当戒除，避免刺激性气体伤肺。平素易于感冒者，配合防感冒保健操，面部迎香穴按摩，夜间足三里艾熏。外感咳嗽，如发热等全身症状明显者，应适当休息。内伤咳嗽多呈慢性反复发作，尤其应当注意起居饮食调护，可根据病情适当选食梨、萝卜、山药、百合、荸荠、枇杷等。缓解期应坚持"缓则治本"的原则，补虚固本以图根治。

哮病

【病因病机】

哮病是一种发作性的痰鸣气喘疾患。发时喉中有哮鸣声，呼吸气促困难，甚则喘息不能平卧。该病为一种发作性疾病，属于痰饮病的"伏饮"，包括西医学的支气管哮喘、喘息性支气管炎、嗜酸性粒细胞增多症或其他急性肺部过敏性疾患引起的哮喘。若因肺系或其他多种疾病引起的痰鸣气喘症状，则属于喘证、肺胀等病证范围。

哮病的发生为痰伏于肺，每因外邪侵袭、饮食不当、情志刺激、体虚劳倦等诱因引动而触发，以致痰阻气道，肺失肃降。

【辨证论治】

1. 发作期

（1）冷哮证

脉象：脉弦紧或浮紧。

症状：喉中哮鸣如水鸡声，呼吸急促，喘憋气逆，胸膈满闷如窒，咳不甚，痰少咳吐不爽，色白而多泡沫，口不渴或渴喜热饮，形寒怕冷，天冷或受寒易发，或有恶寒、喷嚏、流涕等表寒证，舌苔白滑。

证机：寒痰伏肺，遇感触发，痰升气阻，肺失宣畅。

治法：温肺散寒，化痰平喘。

代表方：射干麻黄汤或小青龙汤加减。两方皆能温肺化饮，止哮平喘。前者长于降逆平哮，用于哮鸣喘咳，表证不著者；后方解表散寒力强，用于表寒里饮，寒象较重者。

方解：麻黄、射干宣肺平喘，豁痰利咽；生姜、细辛、半夏温肺化饮降逆；紫菀、款冬花、甘草化痰止咳；五味子收敛肺气；大枣和中。

（2）热哮证

脉象：脉滑数或弦数。

症状：喉中痰鸣如吼，喘而气粗息涌，胸高胁胀，咳呛阵作，咯痰色黄或白，黏浊稠厚，排吐不利，口苦，口渴喜饮，汗出，面赤，或有身热，舌苔黄腻，舌质红。

证机：痰热蕴肺，壅阻气道，肺失清肃。

治法：清热宣肺，化痰定喘。

代表方：定喘汤或越婢加半夏汤加减。两方皆能清热宣肺，化痰平喘。前者长于清化痰热，用于痰热郁肺，表证不著者；后者偏于宣肺泄热，用于肺热内郁，外有表证者。

方解：麻黄宣肺平喘；黄芩、桑白皮清热肃肺；杏仁、半夏、款冬花、苏子化痰降逆；白果敛肺，并防麻黄过于耗散；甘草调和诸药。

（3）寒包热哮证

脉象：脉弦紧。

症状：喉中哮鸣有声，胸膈烦闷，呼吸急促，喘咳气逆，咯痰不爽，痰黏色黄，或黄白相间，烦躁，发热，恶寒，无汗，身痛，口干欲饮，大便偏干，舌苔白腻罩黄，舌尖边红。

证机：痰热壅肺，复感风寒，客寒包火，肺失宣降。

治法：解表散寒，清化痰热。

代表方：小青龙加石膏汤或厚朴麻黄汤加减。前方用于外感风寒，饮邪内郁化热，而以表寒为主，喘咳烦躁者；后方用于饮邪迫肺，兼有郁热，咳逆喘满，烦躁而表寒不显者。

方解：麻黄散寒解表，宣肺平喘，石膏清泄肺热，二药相合，辛凉配伍，外散风寒，内清里热；厚朴、杏仁平喘止咳；干姜、半夏化痰降逆；甘草调和诸药。

（4）风痰哮证

脉象：脉滑实。

症状：喉中痰涎壅盛，声如拽锯，或鸣声如吹哨笛，喘急胸满，但坐不得卧，咯痰黏腻难出，或为白色泡沫痰液，无明显寒热倾向，面色青暗，起病多急，常倏忽来去，发前自觉鼻、咽、眼、耳发痒，喷嚏，鼻塞，流涕，胸部憋闷，随之迅即发作，舌苔厚浊。

证机：痰浊伏肺，风邪引触，肺气郁闭，升降失司。

治法：祛风涤痰，降气平喘。

代表方：三子养亲汤加味。本方涤痰利窍，降气平喘，用于痰壅气实，咳逆息涌，痰稠黏量多，胸闷，苔浊腻者。

方解：白芥子温肺利气涤痰；苏子降气化痰，止咳平喘；莱菔子行气祛痰；麻黄宣肺平喘；杏仁、僵蚕祛风化痰；厚朴、半夏、陈皮降气化痰；茯苓健脾化痰。

加减：如见喘急痰涌，胸满不能平卧，咯痰黏腻，舌苔厚浊者，又属以痰为主，当用三子养亲汤加厚朴、杏仁、葶苈子、皂荚等。风邪致病者，为痰伏于肺，外感风邪触发，具有起病多快、病情多变等风邪“善

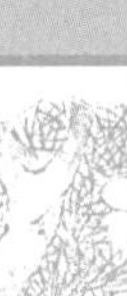

行而数变”的特性，治当祛风解痉，药用麻黄、苏叶、防风、苍耳草等，特别是虫类祛风药尤擅长于入络搜邪，如僵蚕、蝉衣、地龙、露蜂房等，均为临床常用治哮之药，可选择应用。

（5）虚哮证

脉象：脉沉细或细数。

症状：喉中哮鸣如鼾，声低，气短息促，动则喘甚，发作频繁，甚则持续喘哮，口唇、爪甲青紫，咯痰无力，痰涎清稀或质黏起沫，面色苍白或颧红唇紫，口不渴或咽干口渴，形寒肢冷或烦热，舌质淡或偏红，或紫暗。

证机：哮病久发，痰气瘀阻，肺肾两虚，摄纳失常。

治法：补肺纳肾，降气化痰。

代表方：平喘固本汤加减。本方补益肺肾，降气平喘，适用于肺肾两虚，痰气交阻，摄纳失常之喘哮。

方解：党参、黄芪补益肺气；胡桃肉、沉香、脐带、冬虫夏草、五味子补肾纳气；苏子、半夏、款冬花、橘红降气化痰。

2. 缓解期

（1）肺脾气虚证

脉象：脉细弱或虚大。

症状：气短声低，动则尤甚，或喉中时有轻度哮鸣，咳痰清稀色白，自汗畏风，常易感冒，倦怠无力，食少便溏，舌质淡，苔白。

证机：哮病日久，肺虚不能主气，脾虚健运无权，气不化津，痰饮蕴肺，肺气上逆。

治法：健脾益气，补土生金。

代表方：六君子汤加减。本方补脾化痰，用于脾虚食少，痰多脘痞，倦怠乏力，大便不实等症。

方解：人参、白术健脾益气；茯苓甘淡补脾；半夏、陈皮燥湿化痰；甘草补气调中。

加减：表虚自汗，畏风，易感冒者，可予玉屏风散加味，加黄芪、浮小麦、大枣；怕冷畏风，易感冒者，加桂枝、白芍、附片；痰多者，加前胡、杏仁。

（2）肺肾两虚证

脉象：脉沉细。

症状：短气息促，动则为甚，吸气不利，咯痰质黏起沫，脑转耳鸣，腰酸腿软，心慌，不耐劳累。或五心烦热，颧红，口干，舌质红少苔，脉细数；或畏寒肢冷，面色苍白，舌苔淡白，质胖。

证机：哮病久发，精气亏乏，肺肾摄纳失常。

治法：补肺益肾。

代表方：生脉地黄汤合金水六君煎加减。两者都可用于久哮肺肾两虚，但前者以益气养阴为主，适用于肺肾气阴两伤；后者以补肾化痰为主，适用于肾虚阴伤痰多者。

方解：熟地黄、山萸肉补肾纳气；人参、麦冬、五味子补益肺之气阴；茯苓、甘草益气健脾；半夏、陈皮理气化痰。

加减：肺气阴两虚为主者，加黄芪、沙参、百合；肾阳虚为主者，酌加补骨脂、仙灵脾、鹿角片、制附片、肉桂；肾阴虚为主者，加生地黄、冬虫夏草。另可常服紫河车粉补益肾精。

【中成药】

华山参滴丸：止咳、平喘、祛痰。海珠喘息定片：平喘、止咳、化痰、安神。百令胶囊：补益肺肾，益气平喘。用于哮喘缓解期，肺肾两虚者。

【外治法】

刺络拔罐疗法：适于哮喘发作期，痰热壅盛者。选肺俞、风门，常规消毒局部皮肤，以三棱针点刺，使其出血，然后以闪火法，在出血部位拔罐，10 分钟后起罐，每日 1 次。

【预防调护】

注意保暖，防止感冒，避免因寒冷空气的刺激而诱发。根据身体情况，进行适当的体育锻炼，以逐步增强体质，提高抗病能力。饮食宜清淡，忌肥甘油腻，辛辣甘甜，防止生痰生火，避免海膻发物。避免烟尘异味。保持心情舒畅，避免不良情绪的影响。劳逸适当，防止过度疲劳。

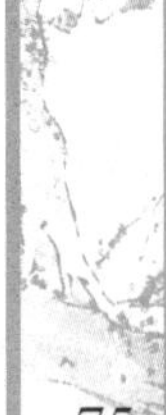

平时可常服玉屏风散、肾气丸等药物，以调护正气，提高抗病能力。

喘证

【病因病机】

喘证是指由于外感或内伤，导致肺失宣降，肺气上逆或气无所主，肾失摄纳，以致呼吸困难，甚则张口抬肩，鼻翼煽动，不能平卧等为主要临床特征的一种病证。严重者，喘促持续不解，烦躁不安，面青唇紫，肢冷，汗出如珠，脉浮大无根，甚则发为喘脱。

喘证虽是一个独立的病证，但可见于多种急、慢性疾病过程中。其不但是肺系疾病的主要证候，而且可因其他脏腑病变影响于肺所致。临床上西医的肺炎、喘息性支气管炎、肺气肿、肺源性心脏病、心源性哮喘、肺结核、矽肺以及癔病等出现喘证的临床表现时，均可参照本节辨证施治。

喘证的病因很复杂，六淫外邪侵袭、饮食不当、情志失调、劳欲久病等均可成为喘证的病因，导致肺气上逆，宣降失职，或气无所主，肾失摄纳而成喘证。

【辨证论治】

1. 实喘

（1）风寒壅肺证

脉象：脉浮紧。

症状：喘息咳逆，呼吸急促，胸部胀闷，痰多稀薄色白，常有头痛，恶寒，或有发热，口不渴，无汗，舌苔薄白而滑。

证机：风寒上受，内舍于肺，邪实气壅，肺气不宣。

治法：宣肺散寒。

代表方：麻黄汤合华盖散加减。麻黄汤宣肺平喘，散寒解表，用于咳喘，寒热身痛者；华盖散功能宣肺化痰，用于喘咳胸闷，痰气不利者。前者解表散寒力强，后者降气化痰功著。

方解：麻黄、紫苏温肺散寒；半夏、橘红、杏仁、桑白皮化痰利气。

加减：若表证明显，寒热无汗，头身疼痛者，加桂枝配麻黄解表散寒；寒痰较重，痰白清稀，量多起沫者，加细辛、生姜温肺化痰；若咳喘重，胸满气逆者，加射干、前胡、厚朴、紫菀宣肺降气化痰；如寒饮伏肺，复感客寒而引发者，可用小青龙汤发表温里。

（2）表寒肺热证

脉象：脉浮数或滑。

症状：喘逆上气，胸胀或痛，息粗鼻煽，咳而不爽，吐痰黏稠，伴形寒身热，烦闷，身痛，有汗或无汗，口渴，苔薄白或黄，舌边红。

证机：寒邪束表，热郁于肺，肺气上逆。

治法：解表清里，化痰平喘。

代表方：麻杏石甘汤加减。本方有宣肺泄热、降气平喘的功效，适用于外有表证，肺热内郁，咳喘上气，目胀睛突，恶寒发热，脉浮大者。

方解：麻黄宣肺解表；黄芩、桑白皮、石膏清泄里热；苏子、杏仁、半夏、款冬花降气化痰。

加减：表寒重者，加桂枝解表散寒；痰热重，痰黄黏稠量多者，加瓜蒌、贝母清化痰热；痰鸣息涌者，加葶苈子、射干泻肺消痰。

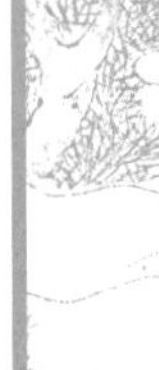

（3）痰热郁肺证

脉象：脉滑数。

症状：喘咳气涌，胸部胀痛，痰多质黏色黄，或夹有血色，伴胸中烦闷，身热，有汗，口渴而喜冷饮，面赤，咽干，小便赤涩，大便秘结，舌质红，舌苔黄或腻。

证机：邪热蕴肺，蒸液成痰，痰热壅滞，肺失清肃。

治法：清热化痰，宣肺平喘。

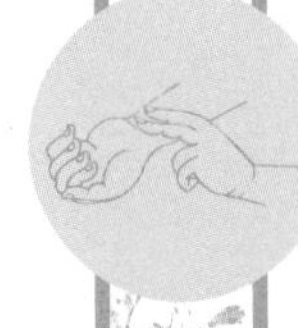

代表方：桑白皮汤加减。本方有清热肃肺化痰之功，适用于喘息，胸部烦闷，痰吐黄浊者。

方解：桑白皮、黄芩、黄连、栀子清泄肺热；贝母、半夏、杏仁、苏子降气化痰。

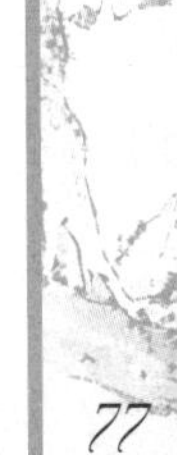

加减：如身热重者，可加石膏以清热；喘甚痰多，黏稠色黄者，可加葶苈子、海蛤壳、鱼腥草、冬瓜仁清热解毒，化痰泻浊；腑气不通，

痰涌便秘者，加葶苈子、大黄涤痰通腑。

（4）痰浊阻肺证

脉象：脉滑或濡。

症状：喘而胸满闷窒，甚则胸盈仰息，咳嗽，痰多黏腻色白，咯吐不利，兼有呕恶，食少，口黏不渴，舌苔白腻。

证机：中阳不运，积湿生痰，痰浊壅肺，肺失肃降。

治法：祛痰降逆，宣肺平喘。

代表方：二陈汤合三子养亲汤加减。二陈汤燥湿化痰，理气和中，用于咳而痰多，痰质稠厚，胸闷脘痞，苔腻者；三子养亲汤降气化痰，用于痰浊壅肺，咳逆痰涌，胸满气急，苔滑腻者。两方同治痰湿，前者重点在胃，痰多脘痞者适用；后者重点在肺，痰涌气急者较宜。

方解：半夏、陈皮、茯苓、甘草燥湿化痰；苏子、白芥子、莱菔子化痰下气平喘。

加减：痰湿较重，舌苔厚腻者，可加苍术、厚朴燥湿理气，以助化痰定喘；脾虚，纳少，神疲，便溏者，加党参、白术健脾益气；痰从寒化，色白清稀，畏寒者，加干姜、细辛；痰浊郁而化热者，按痰热证治疗。

（5）肺气郁痹证

脉象：脉弦。

症状：每遇情志刺激而诱发，发时突然呼吸短促，息粗气憋，胸闷胸痛，咽中如窒，但喉中痰鸣不著，或无痰声。平素常多忧思抑郁，失眠，心悸，苔薄。

证机：肝郁气逆，上冲犯逆，肺气不降。

治法：开郁降气平喘。

代表方：五磨饮子加减。本方可行气开郁降逆，适用于肝气郁结之胸闷气憋，呼吸短促。

方解：沉香既可降逆气，又可纳肾气；槟榔破气降逆；乌药理气顺降；木香、枳实疏肝理气。

加减：肝郁气滞较著者，可加用柴胡、郁金、青皮等疏理肝气之品以增强解郁之力；若有心悸、失眠者，加百合、合欢皮、酸枣仁、远志等宁心；若气滞腹胀，大便秘结者，可加用大黄以降气通腑，即六磨汤之意。

2. 虚喘

（1）肺气虚耗证

脉象：脉软弱或细数。

症状：喘促短气，气怯声低，喉有鼾声，咳声低弱，痰吐稀薄，自汗畏风，或见咳呛，痰少质黏，烦热而渴，咽喉不利，面颧潮红，舌质淡红或有苔剥。

证机：肺气亏虚，气失所主。或肺阴亦虚，虚火上炎，肺失清肃。

治法：补肺益气养阴。

代表方：生脉散合补肺汤加减。生脉散益气养阴，以气阴不足者为宜。补肺汤重在补肺益肾，适用于喘咳乏力，短气不足以息等肺肾气虚之证。

方解：人参、黄芪补益肺气；五味子敛肺平喘；熟地黄益精以化气；紫菀、桑白皮以痰以利肺气。

加减：若咳逆，咯痰稀薄者，合款冬花、苏子等温肺止咳定喘；偏阴虚者，加补肺养阴之品，如沙参、麦冬、玉竹、百合、诃子；咳痰稠黏者，合川贝母、百部化痰肃肺；病重时常兼肾虚，喘促不已，动则尤甚者，加山萸肉、胡桃肉、脐带等补肾纳气；兼中气虚弱，肺脾同病，清气下陷，食少便溏，腹中气坠者，配合补中益气汤，补脾养肺，益气升陷。若脐下筑筑跳动，气从少腹上冲胸咽，为肾失潜纳，加紫石英、磁石、沉香等镇纳之品；喘剧气怯，不能稍动者，加蛤蚧以益气纳肾。若因阳虚饮停，上凌心肺，泛滥肌肤，而见喘咳心悸，胸闷，咯痰清稀，肢体浮肿，尿少，舌质淡胖，脉沉细者，治当温肾益气行水，用真武汤加桂枝、黄芪、防己、葶苈子、万年青根等。若痰饮凌心，心阳不振，血脉瘀阻，致面、唇、爪甲、舌质青紫，脉结代者，可加用活血化瘀之丹参、桃仁、红花、川芎、泽兰等。

（2）肾虚不纳证

脉象：脉微细或沉弱。

症状：喘促日久，动则喘甚，呼多吸少，呼则难升，吸则难降，气不得续，形瘦神疲，跗肿，汗出肢冷，面青唇紫，舌淡苔薄，或见喘咳，面红烦躁，口咽干燥，足冷，汗出如油，舌红少津。

证机：肺病及肾，肺肾俱虚，气失摄纳。

治法：补肾纳气。

代表方：金匮肾气丸合参蛤散加减。前方温补肾阳，用于喘息短气，形寒肢冷，跗肿者。后方取人参、蛤蚧补气纳肾，用于咳喘乏力，动则为甚，吸气难降者。前者偏于温阳，用于久喘而势缓者，后方长于益气，适于喘重而势急者。

方解：熟地黄、山药、山萸肉、泽泻、茯苓、牡丹皮滋补肾阴；附子、桂枝壮肾中之阳。

加减：肾阴虚者，不宜辛燥，宜用七味都气丸合生脉散加减以滋阴纳气，药用生地黄、天门冬、麦门冬、龟板胶、当归养阴，五味子、诃子敛肺纳气。若喘息渐平，善后调理可常服紫河车、胡桃肉以补肾固本纳气。

（3）正虚喘脱证

脉象：脉浮大无根，或见歇止，或模糊不清。

症状：喘逆剧甚，张口抬肩，鼻煽气促，端坐不能平卧，稍动则咳喘欲绝，或有痰鸣，心慌动悸，烦躁不安，面青唇紫，汗出如珠，肢冷。

证机：肺气固脱，心肾阳衰。

治法：扶阳固脱，镇摄肾气。

代表方：参附汤送服黑锡丹，配合蛤蚧粉。前方扶阳固脱；后方用以镇摄肾气；蛤蚧可温肾阳，散阴寒，降逆气，定虚喘。

方解：人参、黄芪、炙甘草补益肺气；山萸肉、冬虫夏草、五味子、蛤蚧摄纳肾气；龙骨、牡蛎敛汗固脱。

加减：若阳虚甚，气息微弱，汗出肢冷，舌淡，脉沉细者，加附子、干姜；或静滴参附注射液以回阳固脱。若阴虚甚，气息急促，心烦内热，汗出黏手，口干舌红，脉沉细数者，加麦冬、玉竹，人参改用西洋参；神志不清者，加丹参、远志、菖蒲安神祛痰开窍；浮肿者，加茯苓、炙蟾皮、万年青根强心利水。

临证时要注意掌握虚实的错杂。本病在反复发作过程中，每见邪气尚实而正气已虚，表现肺实肾虚的“下虚上实”证。因痰浊壅肺，见咳嗽痰多，气急，胸闷，苔腻；肾虚于下，见腰酸，下肢欠温，脉沉细或兼滑。治疗宜化痰降逆，温肾纳气，以苏子降气汤为代表方，并根据上盛下虚的主次分别处理。上盛为主者，加用杏仁、白芥子、莱菔子；下虚为主者，加用补骨脂、胡桃肉、紫石英。

【中成药】

咳喘5号丸：清肺化痰，止咳平喘，适于痰热实证。百令胶囊：补益肺肾，益气平喘，适于肺肾虚弱的虚喘证。

【预防调护】

对于喘证的预防，平时要慎风寒，适寒温，节饮食，少食黏腻和辛热刺激之品，以免助湿生痰动火。已病则应注意早期治疗，力求根治，尤需防寒保暖，防止受邪而诱发，忌烟酒，远房事，调情志，饮食清淡而富有营养。加强体育锻炼，增强体质，提高机体的抗病能力，但活动量应根据个人体质强弱而定，不宜过度疲劳。

肺痈

【病因病机】

肺痈是由于热毒瘀结于肺，以致肺叶生疮，形成脓疡的一种病证，属内痈之一。临床以咳嗽，胸痛，发热，咯吐腥臭浊痰，甚则脓血相兼为主要特征。

根据肺痈的临床表现，与西医学的肺脓肿基本相同。其他如化脓性肺炎、肺坏疽及支气管扩张、支气管囊肿、肺结核空洞等伴化脓感染而出现肺痈的临床表现时，亦可参考本节辨证施治。

肺痈发病的主要原因为感受外邪，内犯于肺，或因痰热素盛，蒸灼肺脏，以致热壅血瘀，蕴酿成痈，血败肉腐化脓。

【辨证论治】

（1）初期

脉象：脉浮数而滑。

症状：发热，微恶寒，咳嗽，咯黏痰或黏液脓性痰，痰量日渐增多，胸痛，咳则痛甚，呼吸不利，口干鼻燥，舌苔薄黄或薄白。

证机：风热外袭，卫表不和，邪热壅肺，肺失清肃。

治法：疏风散热，清肺化痰。

代表方：银翘散加减。

方解：金银花、连翘、芦根、竹叶疏风清热解毒；荆芥、薄荷、淡豆豉辛散解表，透热外出；桔梗、牛蒡子、甘草利肺化痰。

加减：表证重者，加薄荷、豆豉疏表清热；热势较甚者，加鱼腥草、黄芩清肺泄热；咳甚痰多者，加杏仁、桑白皮、冬瓜仁、枇杷叶肃肺化痰；胸痛者，加郁金、桃仁活血通络。

（2）成痈期

脉象：脉滑数。

症状：身热转甚，时时振寒，继则壮热，汗出烦躁，咳嗽气急，胸满作痛，转侧不利，咳吐浊痰，呈黄绿色，自觉喉间有腥味，口干咽燥，舌苔黄腻。

证机：热毒蕴肺，蒸液成痰，热壅血瘀，蕴酿成痈。

治法：清肺解毒，化瘀消痈。

代表方：千金苇茎汤合如金解毒散加减。前方重在化痰泄热，通瘀散结消痈；后方则以降火解毒，清肺消痈为长。

方解：苇茎清解肺热；薏苡仁、冬瓜仁化浊祛痰；桃仁活血化瘀；黄芩、黄连、黄柏、山栀降火解毒；甘草、桔梗解毒祛痰，宣肺散结消痈。

加减：肺热壅盛，壮热，心烦，口渴，汗多，尿赤，脉洪数有力，苔黄腻者，配石膏、知母清火泄热；热壅络瘀，胸痛者，加乳香、没药、郁金、赤芍以通瘀和络；痰热郁肺，咯痰黄稠者，配桑白皮、瓜蒌、射干、海蛤壳以清化痰热；痰浊阻肺，咳而喘满，咯痰脓浊量多，不得平卧者，配葶苈子、大黄泻肺通腑泻浊；热毒瘀结，咯脓浊痰，有腥臭味者，可合用犀黄丸，以解毒化瘀。

（3）溃脓期

脉象：脉滑数或数实。

症状：突然咳吐大量脓痰，或痰如米粥，或痰血相兼，腥臭异常，有时咯血，胸中烦满而痛，甚则气喘不能卧，身热面赤，烦渴喜饮，舌苔黄腻，舌质红。

证机：热毒血瘀，血败肉腐，痈肿内溃，脓液外泄。

治法：排脓解毒。

代表方：加味桔梗汤加减。本方清肺化痰，排脓泄壅，用于咳嗽气急，胸部闷痛，痰吐脓浊腥臭者。

方解：桔梗宣肺祛痰；薏苡仁、贝母排脓散结化浊；金银花、甘草清热解毒；葶苈子泻肺除壅；白及凉血止血。可另加鱼腥草、金荞麦根、败酱草清热解毒排脓。

加减：络伤血溢，咯血者，加牡丹皮、山栀、藕节、白茅根，另服三七以凉血止血；痰热内盛，烦渴，痰黄稠者，加石膏、知母、天花粉清热化痰；津伤明显，口干，舌质红者，加沙参、麦冬养阴生津；气虚不能托脓，气短，自汗，脓出不爽者，加生黄芪益气托毒排脓。

（4）恢复期

脉象：脉细或细数无力。

症状：身热渐退，咳嗽减轻，咯吐脓痰渐少，臭味亦淡，痰液转为清稀，精神渐振，纳食好转；或有胸胁隐痛，难以平卧，气短，自汗盗汗，低热，午后潮热，心烦，口燥咽干，面色无华，形体消瘦，精神萎靡，舌质红或淡红，苔薄；或见咳嗽，咯吐脓血痰日久不净，或痰液一度清稀而复转臭浊，病情时轻时重，迁延不愈。

证机：邪毒渐去，肺体损伤，阴伤气耗，或为邪恋正虚。

治法：清养补肺。

代表方：沙参清肺汤或桔梗杏仁煎加减。前者益气养阴，清肺化痰，为肺痈恢复期调治之良方；后者益气养阴，排脓解毒，用于正虚邪恋者较宜。

方解：沙参、麦冬滋阴润肺；党参、太子参、黄芪、粳米益气生肌；石膏清肺泄热；桔梗、薏苡仁、冬瓜仁、半夏排脓祛痰消痈。

加减：阴虚发热，低热不退者，加功劳叶、青蒿、白薇、地骨皮以清虚热；脾虚，食少便溏者，配白术、山药、茯苓以培土生金；肺络损伤，咳吐血痰者，加白及、白蔹、合欢皮、阿胶以敛补疮口；若邪恋正虚，咯吐腥臭脓浊痰者，当扶正祛邪，治以益气养阴，排脓解毒，加鱼腥草、金荞麦根、败酱草、桔梗等。

【预防调护】

注意寒温适度，起居有节，禁烟酒及辛辣食物。一旦发病，及早治疗，力求在未成脓前得到消散，或减轻病情。对于肺痈病人的护理，应做到安静卧床休息，每天观察体温、脉象和咳嗽情况，以及咯痰的色、质、量、味，做好防寒保暖。在溃脓后可根据肺部病位，予以体位引流。饮食宜清淡，忌油腻厚味。高热者可予半流质饮食。多吃水果，如橘子、梨、枇杷、萝卜，均有润肺生津化痰之作用。每天可用薏米煨粥食之，并取鲜芦根煎汤代茶。禁食一切刺激性及海腥发物，如辣椒、葱、韭菜、鱼、鸭蛋、海虾、螃蟹等。

肺痨

【病因病机】

肺痨是一种具有传染性的慢性消耗性疾病，由于正气虚弱，感染痨虫，侵蚀肺脏所致，以咳嗽、咯血、潮热、盗汗及身体逐渐消瘦为主要临床特征。病轻者，不一定诸症悉具，重者则每多兼见。

根据本病临床表现及其传染特点，与西医学的肺结核基本相同。若因肺外结核引起的劳损，也可参照本节辨证论治。

肺痨的致病因素主要有感染痨虫、正气虚弱两个方面。痨虫感染是发病不可缺少的外因，正虚是发病的基础，是痨虫入侵和引起发病的主要内因。

【辨证论治】

（1）肺阴亏损证

脉象：脉细或细数。

症状：干咳，咳声短促，或咯少量黏痰，或痰中带有血丝，血色鲜红，胸部隐隐闷痛，午后自觉手足心热，或见少量盗汗，皮肤干灼，口干咽燥，疲倦乏力，纳食不香，苔薄白，舌边尖红。

证机：阴虚肺燥，肺失滋润，肺伤络损。

治法：滋阴润肺。

代表方：月华丸加减。

（2）虚火灼肺证

脉象：脉细数。

症状：呛咳气急，痰少质黏，或吐痰黄稠量多，时时咯血，血色鲜红，混有泡沫痰涎，午后潮热，骨蒸，五心烦热，颧红，盗汗量多，口渴心烦，失眠，性情急躁易怒，或胸胁掣痛，可见男子遗精，女子月经不调，形体日益消瘦，舌干而红，苔薄黄而剥。

证机：肺肾阴伤，水亏火旺，燥热内灼，络损血溢。

治法：滋阴降火。

代表方：百合固金汤合秦艽鳖甲散加减。

（3）气阴耗伤证

脉象：脉细弱而数。

症状：咳嗽无力，气短声低，咳痰清稀色白，量较多，偶或痰中夹血，或咯血，血色淡红，午后潮热，伴有畏风怕冷，自汗与盗汗可并见，纳少神疲，便溏，面色㿠白，颧红，舌质嫩红，边有齿印，苔薄。

证机：阴伤气耗，肺脾两虚，肺气不清，脾虚不健。

治法：益气养阴。

代表方：保真汤或参苓白术散加减。

（4）阴阳虚损证

脉象：脉微细而数，或虚大无力。

症状：咳逆喘息少气，咯痰色白有沫，或夹血丝，血色暗淡，潮热，自汗，盗汗，声嘶或失音，面浮肢肿，心慌，唇紫，肢冷，形寒，或见五更泄泻，口舌生糜，大肉尽脱，男子遗精、阳痿，女子经少、经闭，苔黄而剥，舌质淡或光嫩少津。

证机：阴伤及阳，精气虚竭，肺、脾、肾三脏俱损。

治法：滋阴补阳。

代表方：补天大造丸加减。

【预防调护】

本病应注意防重于治，要求在接触病人时，身佩安息香，或用雄黄擦鼻，同时须要饮食适宜，不可饥饿，若体虚者，可服补药。既病之后，不但要耐心治疗，还应重视摄身，禁烟酒，慎房事，怡情志，适当进行身体锻炼，加强食养，忌食一切辛辣刺激、动火燥液之物。

肺胀

【病因病机】

肺胀是多种慢性肺系疾病反复发作，迁延不愈，肺、脾、肾三脏虚损，导致肺气壅滞，气道不畅的一种病证。临床表现为胸部膨满，憋闷如塞，喘息气促，咳嗽痰多，烦躁，心悸，面色晦暗，或唇甲紫绀，脘腹胀满，肢体浮肿等。其病程缠绵，经久难愈，严重者可出现神昏、出血、喘脱等危重证候。

本病与西医学中慢性支气管炎合并肺气肿、肺源性心脏病相类似，肺性脑病则常见于肺胀的危重变证。

肺胀的发生，多因久病肺虚，痰浊潴留，而致肺不敛降，气壅于胸，滞留于肺，肺气胀满，每因复感外邪诱使病情发作或加剧。

【辨证论治】

（1）痰浊壅肺证

脉象：脉弦滑。

症状：胸膺满闷，短气喘息，稍劳即著，咳嗽痰多，色白黏腻或呈泡沫，畏风易汗，脘痞纳少，倦怠乏力，舌暗，苔薄腻或浊腻。

证机：肺虚脾弱，痰浊内生，上逆于肺，肺失宣降。

治法：化痰降气，健脾益肺。

代表方：苏子降气汤合三子养亲汤加减。

方解：苏子、前胡、白芥子化痰降逆平喘；半夏、厚朴、陈皮燥湿化痰，行气降逆；白术、茯苓、甘草运脾和中。

加减：痰多，胸满不能平卧者，加葶苈子、莱菔子泻肺祛痰平喘；肺脾气虚，易出汗，短气乏力，痰量不多者，酌加党参、黄芪、防风健脾益气，补肺固表；表寒里饮证者，加麻黄、桂枝、细辛、干姜散寒化饮；饮郁化热，烦躁而喘，脉浮者，用小青龙加石膏汤兼清郁热；痰浊夹瘀，唇甲紫暗，舌苔浊腻者，或用涤痰汤加丹参、地龙、桃仁、红花、赤芍、水蛭等。

（2）痰热郁肺证

脉象：脉滑数。

症状：咳逆喘息气粗，胸满烦躁，目胀睛突，痰黄或白，黏稠难咯，或伴发热汗出，微恶寒，口渴欲饮，溲赤便干，舌暗红，苔黄或黄腻。

证机：痰浊内蕴，郁而化热，痰热壅肺，清肃失降。

治法：清肺化痰，降逆平喘。

代表方：越婢加半夏汤或桑白皮汤加减。

方解：麻黄宣肺平喘；黄芩、石膏、桑白皮清泄肺中郁热；杏仁、半夏、苏子化痰降气平喘。

加减：痰热内盛，胸满气逆，痰质黏稠不易咯吐者，加鱼腥草、金荞麦、瓜蒌皮、海蛤粉、大贝母、风化硝清热化痰利肺；痰鸣喘息，不得平卧者，加射干、葶苈子泻肺平喘；痰热伤津，口干舌燥，加天花粉、知母、芦根以生津润燥；痰热壅肺，腑气不通，胸满喘逆，大便秘结者，加大黄、芒硝通腑泄热以降肺平喘；阴伤而痰量已少者，酌减苦寒之味，加沙参、麦冬等养阴。

（3）痰蒙神窍证

脉象：脉细滑数。

症状：神志恍惚，表情淡漠，谵妄，烦躁不安，撮空理线，嗜睡，甚则昏迷，或伴肢体困动，抽搐，咳逆喘促，咳痰不爽，苔白腻或黄腻，舌质暗红或淡紫。

证机：痰蒙神窍，引动肝风。

治法：涤痰，开窍，息风。

代表方：涤痰汤加减。

方解：半夏、橘红、胆星涤痰息风；人参、茯苓、甘草补心益脾而泻火；竹茹、枳实清热化痰利膈；石菖蒲、远志开窍化痰降浊。另可配服至宝丹或安宫牛黄丸以清心开窍。

加减：若痰热内盛，身热烦躁，谵语神昏，苔黄舌红者，加葶苈子、天竺黄、竹沥；肝风内动，抽搐者，加钩藤、全蝎，另服羚羊角粉；血瘀明显，唇甲紫绀者，加丹参、红花、桃仁活血通脉；如皮肤黏膜出血、咯血、便血色鲜者，配清热凉血止血药，如水牛角、生地黄、杜丹皮、紫珠草等。

（4）阳虚水泛证

脉象：脉沉虚数或结代。

症状：心悸，喘咳，咯痰清稀，面浮，下肢浮肿，甚则一身悉肿，腹部胀满有水，脘痞纳差，尿少，怕冷，面唇青紫，苔白滑，舌胖质暗。

证机：心肾阳虚，水饮内停。

治法：温肾健脾，化饮利水。

代表方：真武汤合五苓散加减。前方温阳利水，用于脾肾阳虚之水肿；后方通阳化气利水，配合真武汤可加强利尿消肿的作用。

方解：附子、桂枝温阳化气以行水；茯苓、白术、猪苓、泽泻、生姜健脾利水；白芍敛阴和阳。

加减：若水肿势剧，上凌心肺，心悸喘满，倚息不得卧者，加沉香、牵牛子、川椒目、葶苈子、万年青根行气逐水；血瘀甚，紫绀明显者，加泽兰、红花、丹参、益母草、北五加皮化瘀行水。待水饮消除后，可参照肺肾气虚证论治。

（5）肺肾气虚证

脉象：脉沉细数无力，或有结代。

症状：呼吸浅短难续，声低气怯，甚则张口抬肩，倚息不能平卧，咳嗽，痰白如沫，咯吐不利，胸闷心慌，形寒汗出，或腰膝酸软，小便清长，或尿有余沥，舌淡或暗紫。

证机：肺肾两虚，气失摄纳。

治法：补肺纳肾，降气平喘。

代表方：平喘固本汤合补肺汤加减。

方解：党参、人参、黄芪、炙甘草补肺；冬虫夏草、熟地黄、胡桃肉、脐带益肾；五味子收敛肺气；沉香纳气归原；紫菀、款冬花、苏子、半夏、橘皮化痰降气。

加减：肺虚有寒，怕冷，舌质淡者，加肉桂、干姜、钟乳石温肺散寒；兼有阴伤，低热，舌红苔少者，加麦冬、玉竹、生地黄养阴清热；气虚瘀阻，颈脉动甚，面唇紫绀明显者，加当归、丹参、苏木活血通脉；如见喘脱危象者，急用参附汤送服蛤蚧粉或黑锡丹补气纳肾，回阳固脱，病情稳定阶段，可常服皱肺丸。

【预防调护】

防止经常感冒、内伤咳嗽迁延发展成为慢性咳喘，是预防形成本病的关键。同时应重视原发病的治疗。平时常服扶正固本方药增强正气，提高抗病能力，禁忌烟酒及恣食辛辣、生冷、咸、甜之品。有水肿者应低盐或无盐饮食。

肺痿

【病因病机】

肺痿是指肺叶痿弱不用，临床以咳吐浊唾涎沫为主症，为肺脏的慢性虚损性疾病。凡某些慢性肺实质性病变如肺纤维化、肺硬变、肺不张等，临床表现肺痿特征者，均可参照本病辨证论治。

本病病因可分久病损肺和误治津伤两个方面，而以前者为主。发病机制为肺虚津气失于濡养所致。

【辨证论治】

（1）虚热证

脉象：脉虚数。

症状：咳吐浊唾涎沫，其质较黏稠，或咳痰带血，咳声不扬，甚则音嗄，常伴气急喘促，口渴咽燥，午后潮热，形体消瘦，皮毛干枯，舌红而干。

证机：肺阴亏耗，虚火内炽，灼津为痰。

治法：滋阴清热，润肺生津。

代表方：麦门冬汤合清燥救肺汤加减。前方润肺生津，降逆下气，用于咳嗽气逆，咽喉干燥不利，咯痰黏浊不爽；后方养阴润燥，清金降火，用于阴虚燥火内盛，干咳痰少，咽痒气逆。

方解：人参、甘草、大枣、粳米益气生津，甘缓补中；桑叶、石膏清泄肺经燥热；阿胶、麦冬、胡麻仁滋肺养阴；杏仁、枇杷叶、半夏化痰止咳，下气降逆。

加减：如火盛，出现虚烦、咳呛、呕逆者，则去大枣，加竹茹、竹叶清热和胃降逆；如咳吐浊黏痰，口干欲饮者，则可加天花粉、知母、川贝母清热化痰；津伤甚者，加沙参、玉竹以养肺津；潮热者，加银柴胡、地骨皮以清虚热，退骨蒸。

（2）虚寒证

脉象：脉虚弱。

症状：咯吐涎沫，其质清稀量多，不渴，短气不足以息，伴头眩，神疲乏力，食少，形寒，小便数，或遗尿，舌质淡。

证机：肺气虚寒，气不化津，津反为涎。

治法：温肺益气。

代表方：甘草干姜汤或生姜甘草汤加减。前方甘辛合用，甘以滋液，辛以散寒；后方则以补脾助肺，益气生津为主。

方解：甘草、干姜温脾肺；人参、大枣、白术、茯苓甘温补脾，益气生津。

加减：肺虚失约，咳唾涎沫多而尿频者，加煨益智仁；肾虚不能纳气，喘息短气者，可配钟乳石、五味子，另吞服蛤蚧粉。

【预防调护】

本病预防的重点在于积极治疗咳喘等肺部疾病，防止其向肺痿转变。本病治疗时间长，要劝说病人安心养病，不可急躁。注意耐寒锻炼，适应气候变化，增强肺卫功能。戒烟，减少对呼吸道刺激。饮食宜甘淡，忌寒凉油腻。避免烟尘刺激。

第九章 辨脉诊治心系病证

心悸

【病因病机】

心悸是病人自觉心中悸动，惊惕不安，甚则不能自主的一种病证，临床一般多呈发作性，每因情志波动或劳累过度发作，且常伴胸闷、气短、失眠、健忘、眩晕、耳鸣等症。病情较轻者为心悸，病情较重者为怔忡，可呈持续性。

西医学中由各种原因引起的心律失常，如心动过速、心动过缓、期前收缩、心房颤动或扑动、房室传导阻滞、病态窦房结综合征、预激综合征以及心功能不全、心肌炎、神经官能症等，凡表现以心悸为主症者，均可参照本病辨证论治，同时结合辨病处理。

心悸的发生多因体质虚弱、饮食劳倦、七情所伤、感受外邪及药食不当等，以致气血阴阳亏损，心神失养，心慌不安，或痰、饮、火、瘀阻滞心脉，扰乱心神。

【辨证论治】

（1）心虚胆怯证

脉象：脉细略数或细弦。

症状：心悸不宁，善惊易恐，坐卧不安，不寐多梦而易惊醒，恶闻声响，食少纳呆，苔薄白。

证机：气血亏损，心虚胆怯，心神失养，神摇不安。

治法：镇惊定志，养心安神。

代表方：安神定志丸加减。本方益气养心，镇惊安神，用于心悸不宁，善惊易恐，少寐多梦，食少，纳呆者。

方解：龙齿、朱砂镇惊安神；酸枣仁、远志、茯神养心安神；人参、茯苓、山药益气壮胆。配伍天冬、生地黄、熟地黄滋养心血；少量肉桂，有鼓舞气血生长之效；五味子收敛心气。

加减：气短乏力，头晕目眩，动则为甚，静则悸缓，为心气虚损明显，重用人参，加黄芪以加强益气之功；兼见心阳不振，用肉桂易桂枝，加附子，以温通心阳；兼心血不足，加阿胶、首乌、龙眼肉以滋养心血；兼心气郁结，心悸烦闷，精神抑郁，加柴胡、郁金、合欢皮、绿萼梅以疏肝解郁；气虚加湿，加泽泻，重用白术、茯苓；气虚挟瘀，加丹参、川芎、红花、郁金。

（2）心血不足证

脉象：脉细弱。

症状：心悸气短，头晕目眩，失眠健忘，面色无华，倦怠乏力，纳呆食少，舌淡红。

证机：心血亏耗，心失所养，心神不宁。

治法：补血养心，益气安神。

代表方：归脾汤加减。本方有益气补血、健脾养心的作用，重在益气，意在生血，适用于心悸怔忡，健忘失眠，头晕目眩之证。

方解：黄芪、人参、白术、炙甘草益气健脾，以资气血生化之源；熟地黄、当归、龙眼肉补养心血；茯神、远志、酸枣仁宁心安神；木香理气醒脾，使补而不滞。

加减：五心烦热，自汗盗汗，胸闷心烦，舌淡红少津，苔少或无，脉细数或结代，为气阴两虚，治以益气养血，滋阴安神，用炙甘草汤加减以益气滋阴，补血复脉。兼阳虚而汗出肢冷者，加附子、黄芪、煅龙骨、煅牡蛎；兼阴虚者，重用麦冬、地黄、阿胶，加沙参、玉竹、石斛；纳呆腹胀者，加陈皮、谷芽、麦芽、神曲、山楂、鸡内金、枳壳健脾助运；失眠多梦者，加合欢皮、夜交藤、五味子、柏子仁、莲子心等养心安神；若热病后期损及心阴而心悸者，以生脉散加减，有益气养阴补心之功。

（3）阴虚火旺

脉象：脉细数。

症状：心悸易惊，心烦失眠，五心烦热，口干，盗汗，思虑劳心则症状加重，伴耳鸣腰酸，头晕目眩，急躁易怒，舌红少津，苔薄黄或少苔。

证机：肝肾阴虚，水不济火，心火内动，扰动心神。

治法：滋阴降火，养心安神。

代表方：天王补心丹合朱砂安神丸加减。前方滋阴养血，补心安神，适用于阴虚血少，心悸不安，虚烦神疲，手足心热等症；后方清心降火，重镇安神，适用于阴血不足，虚火亢盛，惊悸怔忡，心神烦乱，失眠多梦等症。

方解：生地黄、玄参、麦冬、天冬滋阴清热；当归、丹参补血养心；人参、炙甘草补益心气；黄连清热泻火；朱砂、茯苓、远志、枣仁、柏子仁安养心神；五味子收敛耗散之心气；桔梗引药上行，以通心气。

加减：肾阴亏虚，虚火妄动，遗精腰酸者，加龟板、熟地黄、知母、黄柏，或加服知柏地黄丸；若阴虚而火热不明显者，可单用天王补心丹；若阴虚兼有瘀热者，加赤芍、牡丹皮、桃仁、红花、郁金等清热凉血，活血化瘀。

（4）心阳不振证

脉象：脉虚弱或沉细无力。

症状：心悸不安，胸闷气短，动则尤甚，面色苍白，形寒肢冷，舌淡苔白。

证机：心阳虚衰，无以温养心神。

治法：温补心阳，安神定悸。

代表方：桂枝甘草龙骨牡蛎汤合参附汤加减。前方温补心阳，安神定悸，适用于心悸不安、自汗盗汗等症；后方益心气，温心阳，适用于胸闷气短、形寒肢冷等症。

方解：桂枝、附子温振心阳；人参、黄芪益气助阳；麦冬、枸杞滋阴，取“阳得阴助而生化无穷”之意；炙甘草益气养心；龙骨、牡蛎重镇安神定悸。

加减：形寒肢冷者，重用人参、黄芪、附子、肉桂温阳散寒；大汗出者，重用人参、黄芪、煅龙骨、煅牡蛎、山萸肉益气敛汗，或用独参汤煎服；兼见水饮内停者，加葶苈子、五加皮、车前子、泽泻等利水化饮；兼有瘀血者，用丹参、赤芍、川芎、桃仁、红花；兼见阴伤者，加麦冬、枸杞、玉竹、五味子；若心阳不振，以致心动过缓者，酌加炙麻黄、补骨脂，重用桂枝以温通心阳。

（5）水饮凌心证

脉象：脉弦滑或沉细而滑。

症状：心悸眩晕，胸闷痞满，渴不欲饮，小便短少，或下肢浮肿，形寒肢冷，伴恶心呕吐，流涎，舌淡胖，苔白滑。

证机：脾肾阳虚，水饮内停，上凌于心，扰乱心神。

治法：振奋心阳，化气行水，宁心安神。

代表方：苓桂术甘汤加减。本方通阳利水，适用于痰饮为患，胸胁支满，心悸目眩等症。

方解：泽泻、猪苓、车前子、茯苓淡渗利水；桂枝、炙甘草通阳化气；人参、白术、黄芪健脾益气助阳；远志、茯神、酸枣仁宁心安神。

加减：兼见恶心呕吐，加半夏、陈皮、生姜以和胃降逆；兼见肺气不宣，肺有水湿，咳喘，胸闷者，加杏仁、前胡、桔梗以宣肺，葶苈子、五加皮、防己以泻肺利水；兼见血瘀者，加当归、川芎、刘寄奴、泽兰叶、益母草；若见因心功能不全而致浮肿、尿少、阵发性夜间咳喘或端坐呼吸者，当重用温阳利水之品，如真武汤。

（6）瘀阻心脉证

脉象：脉涩或结代。

症状：心悸不安，胸闷不舒，心痛时作，痛如针刺，唇甲青紫，舌质紫暗或有瘀斑。

证机：血瘀气滞，心脉瘀阻，心阳被遏，心失所养。

治法：活血化瘀，理气通络。

代表方：桃仁红花煎合桂枝甘草龙骨牡蛎汤。前方养血活血，理气通脉止痛，适用心悸伴阵发性心痛，胸闷不舒，舌质紫暗等症；后方温通心阳，镇心安神，用于胸闷不舒，少寐多梦等症。

方解：桃仁、红花、丹参、赤芍、川芎活血化瘀；延胡索、香附、青皮理气通脉止痛；生地黄、当归养血活血；桂枝、甘草以通心阳；龙骨、牡蛎以镇心神。

加减：气滞血瘀者，加用柴胡、枳壳；兼气虚者，加黄芪、党参、黄精；兼血虚者，加何首乌、枸杞子、熟地黄；兼阴虚者，加麦冬、玉竹、女贞子；兼阳虚者，加附子、肉桂、淫羊藿；络脉痹阻，胸部窒闷者，加沉香、檀香、降香；夹痰浊，胸闷疼痛，苔浊腻者，加瓜蒌、薤白、半夏、陈皮；胸痛甚者，加乳香、没药、五灵脂、蒲黄、三七粉等祛瘀止痛。

（7）痰火扰心证

脉象：脉弦滑。

症状：心悸时发时止，受惊始作，胸闷烦躁，失眠多梦，口干苦，大便秘结，小便短赤，舌红，苔黄腻。

证机：痰浊停聚，郁久化火，痰火扰心，心神不安。

治法：清热化痰，宁心安神。

代表方：黄连温胆汤加减。本方清心降火，化痰安中，用于痰热扰心而见心悸时作，胸闷烦躁，尿赤便结，失眠多梦等症。

方解：黄连苦寒泻火，清心除烦；竹茹、半夏、茯苓、陈皮清化痰热，和胃降逆；生姜、枳实下气行痰；远志、菖蒲、酸枣仁、生龙骨、生牡蛎宁心安神。

加减：痰热互结，大便秘结者，加生大黄；心悸重者，加珍珠母、石决明、磁石重镇安神；火郁伤阴，加麦冬、玉竹、天冬、生地黄养阴清热；兼见脾虚者，加党参、白术、谷麦芽、砂仁益气醒脾。

【预防调护】

心悸每因情志内伤、恐惧而诱发，故病人应经常保持心情愉快，精神乐观，情绪稳定，避免情志为害，减少发病。饮食有节，心气阳虚者忌过食生冷，心气阴虚者忌辛辣炙煿，痰浊、瘀血者忌过食肥甘，水饮凌心者宜少食食盐。生活要有规律。轻症病人可进行适当体力活动，以不觉疲劳、不加重症状为度，应避免激烈活动及强体力劳动。重症病人平时即有心悸、气短等症状，应卧床休息，待症状消失后，可循序渐进地增加活动量。心悸病势缠绵，应坚持长期治疗，获效后亦应注意巩固治疗，可服人参等补气药，改善心气虚症状，增强抗病能力。积极治疗原发病，如胸痹、痰饮、肺胀、喘证、痹病等，对预防心悸发作具有重要意义。还应及早发现变证、坏病的先兆症状，结合心电监护，积极准备并做好急救治疗。

【中医脉象变化与辨证的关系】

脉率快速型心悸，可有一息六至之数脉、一息七至之疾脉、一息八至之极脉、一息九至之脱脉、一息十至以上之浮合脉。脉率过缓型心悸，可见一息四至之缓脉、一息三至之迟脉、一息二至之损脉、一息一至之败脉、二息一至之奇精脉。脉率不整型心悸，脉象可见有数时一止，止无定数之促脉；缓时一止，止无定数之结脉；脉来更代，几至一止，止有定数之代脉；脉来乍疏乍数，忽强忽弱之雀啄脉。临床应结合病史、症状，决定脉证从舍。一般认为，凡久病体虚而脉象弦滑搏指者为逆，病情重笃，而脉象散乱模糊者为病危之象。以下为中医脉象变化与心律失常的关系。

迟脉，是一种脉率在 40 ~ 50 次 / 分之间的脉律基本规整的脉象，见于窦性心动过缓、完全性房室传导阻滞。

结脉，是指脉率缓慢而伴有不规则歇止的脉象，见于 II 度以上窦房、房室传导阻滞、室内传导阻滞，及期前收缩。

代脉，是指脉率不快而伴有规则歇止的脉象，多见于 II 度窦房、房室传导阻滞，及二联律、三联律等。

迟脉、结脉、代脉多见于气血阴阳不足，如《伤寒论·辨脉法》云："阴盛则结。"《素问·脉要精微论》云："代则气衰。"

数脉，是指脉率规整而脉率在 100 ~ 150 次 / 分之间的一种脉象，见于窦性心动过速。

疾脉，指脉来疾速，脉率在 150 次 / 分以上而脉率较整齐的一种脉象，见于阵发性及非阵发性室上性心动过速、房扑或房颤伴 2 ∶ 1 房室传导等。

促脉，指脉率快速而兼有不规则歇止的一种脉象，多见于期前收缩。

数脉、促脉多见于正虚邪实之证，故云："阳盛则促""数则阳热"，邪实多见于阳盛实热或邪实阻滞之证。促脉则多见于真阴重决，阳亢无制。对以上三脉，古人有"实宜凉清虚温补"之训。

胸痹

【病因病机】

胸痹是指以胸部闷痛，甚则胸痛彻背，喘息不得卧为主的一种疾病。轻者仅感胸闷如窒，呼吸欠畅，重者则有胸痛，严重者心痛彻背，背痛彻心。

本病主要与西医学所指的冠状动脉粥样硬化性心脏病（心绞痛、心肌梗死）关系密切，其他如心包炎、二尖瓣脱垂综合征、病毒性心肌炎、心肌病、慢性梗阻性肺气肿、慢性肾炎等，出现胸闷、心痛彻背、短气、喘不得卧等症状者，亦可参照本节内容辨证论治。

本病的发生多与寒邪内侵、饮食不节、情志失调、劳倦内伤、年迈体虚等因素有关。其病机有虚实两方面，实为寒湿、血瘀、气滞、痰浊痹阻胸阳，阻滞心脉；虚为气虚、阴伤、阳衰，或肺、脾、肝、肾亏虚，心脉失养。在本病的形成和发展过程中，大多先实而后致虚，亦有先虚而后致实者。

【辨证论治】

（1）心血瘀阻证

脉象：脉弦涩，或弦涩，或结代。

症状：胸部刺痛，痛有定处，入夜为甚，甚则心痛彻背，背痛彻心，或痛引肩背，伴有胸闷，日久不愈，可因暴怒、劳累而加重，舌质紫暗，或有瘀斑，苔薄白，或白腻，或黄腻。

证机：血行瘀滞，胸阳痹阻，心脉不畅。

治法：活血化瘀，通脉止痛。

代表方：血府逐瘀汤加减。本方祛瘀通脉，行气止痛，用于胸中瘀阻，血行不畅，心胸疼痛，痛有定处，胸闷心悸之胸痹。

（2）气滞心胸证

脉象：脉细弦。

症状：心胸满闷，隐痛阵发，痛有定处，时欲太息，遇情志不遂时容易诱发或加重，或兼有胸脘满闷，得嗳气或矢气则舒，苔薄或薄腻。

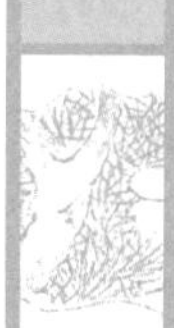

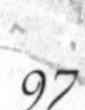

证机：肝失疏泄，气机瘀滞，心脉不和。

治法：疏肝理气，活血通络。

代表方：柴胡疏肝散加减。本方疏肝理气，适用于肝气抑郁，气滞中焦，胸阳失展，血脉失和之胸胁疼痛等。

（3）痰浊闭阻证

脉象：脉滑。

症状：胸闷重而心痛轻，痰多气短，肢体沉重，形体肥胖，遇阴天而易发作或加重，伴有倦怠乏力，纳呆便溏，咯吐痰涎，舌体胖大且边有齿痕，苔白腻或白滑。

证机：痰浊盘踞，胸阳失展，气机痹阻，脉络阻滞。

治法：通阳泄浊，豁痰宣痹。

代表方：瓜蒌薤白半夏汤合涤痰汤加减。两方均能温通豁痰，前方偏于通阳行气，用于痰阻气滞，胸阳痹阻者；后方偏于健脾益气，豁痰开窍，用于脾虚失运，痰阻心窍者。

（4）寒凝心脉证

脉象：脉沉紧或促。

症状：卒然心痛如绞，心痛彻背，喘不得卧，多因气候骤冷或骤感风寒而发病或加重，伴形寒，甚则手足不温，冷汗自出，胸闷气短，心悸，面色苍白，苔薄白。

证机：素体阳虚，阴寒凝滞，气血痹阻，心阳不振。

治法：辛温散寒，宣通心阳。

代表方：枳实薤白桂枝汤合当归四逆汤加减。两方皆能辛温散寒，助阳通脉。前方重在通阳理气，用于胸痹阴寒证，见心中痞满，胸闷气短者；后方以温经散寒为主，用于血虚寒厥证，见胸痛如绞，手足不温，冷汗自出，脉沉细者。

（5）气阴两虚证

脉象：脉虚细缓或结代。

症状：心胸隐痛，时作时休，心悸气短，动则加重，伴疲倦乏力，声息低微，面色㿠白，易汗出，舌质淡红，舌体胖且边有齿痕，苔薄白。

证机：心气不足，阴血亏耗，血行瘀滞。

治法：益气养阴，活血通脉。

代表方：生脉散合人参养荣汤加减。两者皆能补益心气。生脉散长于益心气，敛心阴，适用于心气不足，心阴亏耗者；人参养荣汤补气养血，安神宁心，适用于胸闷气短，头昏神疲等。

（6）心肾阴虚证

脉象：脉细数或结代。

症状：胸闷痛或灼痛，心悸盗汗，虚烦不寐，腰酸膝软，头晕耳鸣，口干便秘，舌红少苔，苔薄或剥。

证机：水不济火，虚热内灼，心失所养，血脉不畅。

治法：滋阴清火，养心安神。

代表方：天王补心丹合炙甘草汤加减。两方均为滋阴养心之剂。天王补心丹以养心安神为主，治疗心肾两虚，阴虚血少者；炙甘草汤以养阴复脉见长，主要用于气阴两虚，心动悸，脉结代者。

（7）心肾阳虚证

脉象：脉沉细迟。

症状：心悸而痛，胸闷气短，动则更甚，自汗，面色㿠白，神倦怯寒，四肢欠温或肿胀，舌质淡胖，边有齿痕，苔白或腻。

证机：阳气虚衰，胸阳不振，气机痹阻，血行瘀滞。

治法：温补阳气，振奋心阳。

代表方：参附汤合右归饮加减。两方均能补益心气。前方大补元气，温补心阳；后方温肾助阳，补益精气。

【预防调护】

注意调摄精神，避免情绪波动。注意生活起居，寒温适宜。注意劳逸结合。注意饮食调节，禁烟限酒。

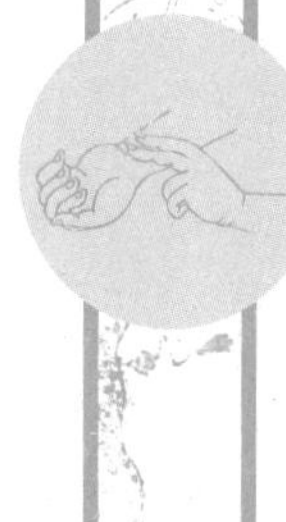

不寐

【病因病机】

不寐是以不能获得正常睡眠为特征的一类病证，主要表现为睡眠时间和深度的不足，轻者入睡困难，或寐而不酣，时寐时醒，或醒后不能再寐，重则彻夜不寐，常影正常的生活、工作、学习和健康。

本病相当于现代医学的神经官能症、更年期综合征、慢性消化不良、贫血、动脉粥样硬化症等以不寐为主要临床表现的疾病。

人之寤寐，由心神控制，而营卫阴阳的正常运作是保证心神调节寤寐的基础。所以，每因饮食不节，情志失常，劳倦、思虑过度及病后、年迈体虚等因素，导致心神不安，神不守舍，不能由动转静而致不寐。

【辨证论治】

（1）肝火扰心证

脉象：脉弦数。

症状：不寐多梦，甚则彻夜不眠，性情急躁，伴头晕头胀，目赤耳鸣，口干而苦，不思饮食，便秘溲赤，舌红苔黄。

证机：恼怒伤肝，肝失条达，气郁化火，上扰心神。

治法：疏肝泻火，镇心安神。

代表方：龙胆泻肝汤加减。本方有泻肝胆实火、清下焦湿热之功效，适用于肝郁化火上炎所致的不寐多梦、头晕头胀、目赤耳鸣、口干便秘等症。

方解：龙胆草、黄芩、栀子清肝泻火；泽泻、车前子清利湿热；当归、生地黄滋阴养血；柴胡调畅肝胆之气；甘草和中；生龙骨、生牡蛎、灵磁石镇心安神。

（2）痰热扰心证

脉象：脉滑数。

症状：心烦不寐，胸闷脘痞，呕恶嗳气，伴口苦，头重，目眩，舌质红，苔黄腻。

证机：宿食停滞，积湿生痰，郁痰生热，扰动心神。

治法：清化痰热，和中安神。

代表方：黄连温胆汤加减。本方清心降火，化痰和中，适用于痰热扰心，见虚烦不宁、不寐多梦等症状者。

方解：半夏、陈皮、茯苓、枳实健脾化痰，理气和胃；黄连、竹茹清心降火化痰；龙齿、珍珠母、磁石镇惊安神。

（3）心脾两虚证

脉象：脉细弱。

症状：不易入睡，多梦易醒，心悸健忘，神疲食少，伴头晕目眩，四肢倦怠，腹胀便溏，面色少华，舌淡苔薄。

证机：心主血，脾为生血之源，心脾亏虚，血不养心，心神失养，神不安舍。

治法：补益心脾，养血安神。

代表方：归脾汤加减。本方益气补血，健脾养心，适用于不寐健忘、心悸怔忡、面黄食少等心脾两虚证。

方解：人参、白术、甘草益气健脾；当归、黄芪补气生血；远志、酸枣仁、茯神、龙眼肉补心益脾安神；木香醒气疏脾。

（4）心肾不交证

脉象：脉细数。

症状：心烦不寐，入睡困难，心悸多梦，伴头晕而鸣，腰膝酸软，潮热盗汗，五心烦热，咽干少津，男子遗精，女子月经不调，舌红少苔。

证机：肾水亏虚，不能上济于心，心火炽盛，不能下交于肾。

治法：滋阴降火，交通心肾。

代表方：六味地黄丸和交泰丸加减。前方以滋补肾阴为主，用于头晕耳鸣、腰膝酸软、潮热盗汗等肾阴不足证；后方以清心降火，引火归原为主，用于心烦不寐、梦遗失精等心火偏亢证。

方解：熟黄地、山萸肉、山药滋补肝肾，填精益髓；泽泻、茯苓、牡丹皮健脾渗湿，清泻相火；黄连清心降火；肉桂引火归原。

（5）心胆气虚证

脉象：脉弦细。

症状：虚烦不寐，触事易惊，终日惕惕，胆怯心悸，伴气短自汗，倦怠乏力，舌淡。

证机：心虚则心神不安，胆虚则善惊，心神失养，神魂不安。

治法：益气镇惊，安神定志。

代表方：安神定志丸合酸枣仁汤加减。前方重于镇惊安神，用于心烦不寐、气短自汗、倦怠乏力等症；后方偏于养血清热除烦，用于虚烦不寐、终日惕惕、触事易惊等症。

方解：人参、茯苓、甘草益心胆之气；茯神、远志、龙齿、石菖蒲化痰宁心，镇惊安神；川芎，酸枣仁调血养心；知母清热除烦。

【预防调护】

重视精神调摄和讲究睡眠卫生对本病具有实际的预防意义。积极进行心理、情志调整，克服过度紧张、兴奋、焦虑、抑郁、惊恐、愤怒等不良情绪，做到喜怒有节，保持心情舒畅，尽量以放松的、顺其自然的心态对待睡眠，反而能较好地入睡。睡眠卫生方面，首先帮助病人建立有规律的作息制度，从事适当地体力活动或体育锻炼，增强体质，持之以恒，促进身心健康。其次养成良好的睡眠习惯。晚餐要清淡，不宜过饱，更忌浓茶、咖啡及吸烟。睡前避免从事紧张和兴奋的活动，养成定时就寝的习惯。另外，要注意睡眠环境的安宁，床铺要舒适，卧室光线要柔和，并尽量减少噪音，去除各种可能影响睡眠的外在因素。

厥证

【病因病机】

厥证是以突然昏倒，不省人事，四肢逆冷为主要临床表现的一种病证。病情轻者，一般在短时间内苏醒，但病情重者，则昏厥时间较长，严重者甚至一蹶不复而导致死亡。

“厥”的含义较多，本节所讨论的范围是以内伤杂病中具有突然发生的一时性昏倒、不省人事为主症，伴有四肢逆冷的病证。至于外感病中以手足逆冷为主，不一定伴有神志改变的发厥，不属本节。暑厥系由感受暑热之邪而发病，本节亦不作讨论。西医学中多种原因所致之晕厥，如癔病、高血压脑病、脑血管痉挛、低血糖、出血性或心源性休克等，均可参考本节进行辨证论治。

引起厥证的病因主要有情志内伤，体虚劳倦，亡血失津，饮食不节等方面。其病机主要是气机突然逆乱，升降失常，气血阴阳不相顺接。

【辨证论治】

1. 气厥

（1）实证

脉象：脉伏或沉弦。

症状：由情绪异常、精神刺激而发作，突然昏倒，不省人事，或四肢厥冷，呼吸气粗，口噤握拳，舌苔薄白。

证机：肝郁不舒，气机上逆，壅阻心胸，内闭神机。

治法：理气开郁。

代表方：通关散合五磨饮子加减。前方辛香通窍，取少许粉剂吹鼻取嚏，促其苏醒，仅适用于气厥实证；后方开郁畅中，降气调肝。必要时可先予苏合香丸宣郁理气，开闭醒神。

方解：本证因气机逆乱而厥，“急则治其标”，可先通关开窍，急救催醒。通关散以皂角辛温开窍，细辛走窜宣散，合用以通诸窍。沉香、乌药降气调肝，槟榔、枳实、木香行气破滞，檀香、丁香、藿香理气宽胸。

加减：若肝阳偏亢，头晕而痛，面赤躁扰者，可加钩藤、石决明、磁石等平肝潜阳；若兼有痰热，症见喉中痰鸣，痰壅气塞者，可加胆南星、贝母、橘红、竹沥等涤痰清热；若醒后哭笑无常，睡眠不宁者，可加茯神、远志、酸枣仁等安神宁志。

（2）虚证

脉象：脉沉细微。

症状：发病前有明显的情绪紧张、恐惧、疼痛或站立过久等诱发因素，发作时眩晕昏仆，面色苍白，呼吸微弱，汗出肢冷，舌淡，苔薄白。本证临床较为多见，尤以体弱的年轻女性易于发生。

证机：元气素虚，清阳不升，神明失养。

治法：益气回阳。

代表方：生脉注射液或参附注射液合四味回阳饮。前二方为注射剂，适用于急救。从功效上看，三方均能补益正气，但生脉注射液重在益气生津，而参附注射液及四味回阳饮均能益气回阳。

方解：首先急用生脉注射液或参附注射液静脉注射或滴注，补气摄津醒神。苏醒后可用四味回阳饮加味补气温阳，药用人参大补元气，附子、炮姜温里回阳，甘草调中缓急。

2. 血厥

（1）实证

脉象：脉弦有力。

症状：多应急躁恼怒而发，突然昏倒，不省人事，牙关紧闭，面赤唇紫，舌暗红。

证机：怒而气上，血随气升，瘀阻清窍。

治法：平肝潜阳，理气通瘀。

代表方：羚角钩藤汤或通瘀煎加减。前方以平肝潜阳息风为主，适用于肝阳上亢之肝厥、头痛等症；后方活血顺气，适用于气滞血瘀，经脉不利之血逆、血厥等症。

方解：可先吞服羚羊角粉，继用钩藤、桑叶、菊花、泽泻、生石决明平肝息风，乌药、青皮、香附、当归理气通瘀。

（2）虚证

脉象：脉芤或细数无力。

症状：常因失血过多，突然昏厥，面色苍白，口唇无华，四肢震颤，自汗肤冷，目陷口张，呼吸微弱，舌质淡，苔薄白。

证机：血出过多，气随血脱，神明失养。

治法：益气养血固脱。

代表方：急用独参汤灌服，继服人参养营汤。前方益气固脱，后方补益气血。

方解：独参汤即重用人参，大补元气，所谓“有形之血不能速生，无形之气所当急固”。亦可用人参注射液、生脉注射液静脉注射或滴注。同时对急性失血过多者，应及时止血，并采取输血措施。缓解后继用人参养营汤补养气血，药用人参、黄芪益气，当归、熟地黄养血，白芍、五味子敛阴，白术、茯苓、远志、甘草健脾安神，肉桂温养气血，生姜、大枣和中补益，陈皮行气。

3. 痰厥

脉象：脉沉滑。

症状：素有咳喘宿痰，多湿多痰，恼怒或剧烈咳嗽后突然昏厥，喉有痰声，或呕吐涎沫，呼吸气粗，舌苔白腻。

证机：肝郁肺痹，痰随气升，上闭清窍。

治法：行气豁痰。

代表方：导痰汤加减。本方燥湿化痰，行气开郁，适用于风痰上逆，时发晕厥，头晕、胸闷、咳痰多等症。喉中痰涎壅盛者，可先予猴枣散化服。

方解：陈皮、枳实理气降逆；半夏、胆南星、茯苓等燥湿化痰；苏子、白芥子化痰降气。

【预防调护】

加强锻炼，注意营养，增强体质。加强思想修养，陶冶情操，避免不良的精神和环境刺激。对已发厥证者，要加强护理，密切观察病情的发展变化，采取相应措施救治。病人苏醒后，要消除其紧张情绪，针对不同的病因予以不同的饮食调养。所有厥证病人均应严禁烟酒及辛辣香燥之品，以免助热生痰，加重病情。

第十章 辨脉诊治脑系病证

头痛

【病因病机】

头痛是指头部经脉绌急或失养，清窍不利所引起的头部疼痛为特征的一种病证。头痛是病人的主观诉述，每位病人所反映的头痛症状，其实际含义可能各不相同。因为头痛可以是一般疲劳紧张的表现，或耳、眼疾患的伴随症状，也可以是某些内在脏腑严重疾病表现于外的一种信号。

一个既往无头痛病史的病人发生剧烈持续的头痛和一个长时间内反复头痛的病人，其严重性大不一样。往往可能涉及内、外、五官、脑系等疾病。临床见到一个原因未明的头痛，必须详细询问病史，结合其起病的快慢，疼痛的部位、性质、时间，伴随的症状等各方面的特征，力求做出明确的诊断，以免贻误病情。

【辨证要点】

1. 辨外感与内伤

外感头痛：起病急，病程短，痛无休止，应区别风、寒、湿、热之不同。

内伤头痛：起病缓，病程长，时作时止，当分辨气虚、血虚、肾虚、肝阳、痰浊、瘀血之异。

2. 辨疼痛性质

实证：因于风寒者，头痛剧烈而连项背；因于风热者，头胀痛如烈；因于风湿者，头痛如裹；因于痰湿者，头痛重坠；因于肝火者，头痛呈跳痛；因于肝阳者，头痛而胀；因于瘀血者，头痛剧烈而部位固定。

虚证：因于气血不足者，头隐痛绵绵；因于精亏者，头部空痛。

3. 辨疼痛部位

太阳经头痛：后头部，痛连项背。

阳明经头痛：前额及眉棱处。

少阳经头痛：头之两侧，并连及耳部。

厥阴经头痛：巅顶，或连于目系。

4. 辨头痛的影响因素

因劳倦而发，多为内伤，气血阴精不足；因气候变化而发，常为寒湿所致；因情志波动而加重，多与肝火有关；因饮酒或暴食而加重，多为阳亢；外伤之后而痛，应属瘀血。

【治疗原则】

痛症多实，以通利为主，分别采用疏内散邪，寒者散之，湿者化之，气滞者调之，血瘀者通之等疗法。虚者当补滋阴养血，寓通于补，常采用散寒、疏风、化湿、潜镇清降等法。

另外，根据头痛部位的不同，选用适当的引经药，可提高疗效。一般太阳经头痛选用蔓荆子、羌活；少阳经头痛选用柴胡、川芎；阳明经头痛选用升麻、葛根、白芷；太阴经头痛选用苍术；少阴经头痛选用细辛；厥阴经头痛选用吴茱萸。

【辨证论治】

1. 外感头痛

由外邪引起，当以辛散为主，痛在头部，应选清扬之品，尤在经所谓：“如鸟巢高巅，宜射而去之。”临床即以疏散风邪，佐以缓痛，兼清头目为治疗原则，故荆芥、防风、薄荷、菊花为基本药，再根据夹杂病邪的性质选药。偏寒者，加羌活、藁本，重者加细辛；偏热者，加桑叶、黄芩；偏湿者，加苍术、藿香。

（1）风寒头痛

脉象：脉浮紧。

症状：头部掣痛，痛连项背，遇风加重，伴畏寒恶风，关节不舒，鼻塞，口不渴，舌苔薄白。

治法：疏风散寒。

代表方：川芎茶调散。

方解：本方为治风邪头痛的主要方剂。川芎善治少阳、厥阴经头痛；羌活善治太阳经头痛；白芷善治阳明经头痛；细辛、薄荷、荆芥、防风辛散上行，疏散上部风邪；甘草调和诸药；以清茶调服，苦寒清上降下，兼制诸药之温燥、升散，使升中有降。

（2）风热头痛

脉象：脉浮数。

症状：头胀痛，伴发热恶风，面红目赤，口干欲饮，便秘尿黄，舌红苔黄。

治法：疏风清热。

代表方：芎芷石膏汤。

方解：川芎、白芷、石膏疏风清热；羌活、藁本辛温散邪。本方中羌活、藁本取其辛散之效，量不宜大。

加减：热邪较重或兼便秘者，加苦寒降火药，如黄芩、黄连、栀子、连翘等；或用黄连七清丸，苦寒降火，通腑泄热。

（3）风湿头痛

脉象：脉濡。

症状：头痛昏胀沉重，兼形寒，四肢困重，舌苔白腻。

治法：祛风胜湿。

代表方：羌活胜湿汤。

方解：羌活、独活、防风、藁本祛风湿；川芎调血祛风；蔓荆子清头目而止痛；甘草调和诸药。

加减：湿邪困脾者，加燥湿宽中药，如苍术、厚朴、枳壳、陈皮、半夏、生姜等，其中苍术最有效，既可化内湿，又可散外湿，神术散以苍术为君，佐以辛散风寒，无内湿者也可选用。注意季节性，夏季暑湿头痛者，宜加清暑化湿药，如藿香、佩兰、蔓荆子、荷叶、香薷或黄连香薷饮。

2. 内伤头痛

内伤头痛有虚有实。虚者，发作缓，多兼晕，痛势不剧；实者，发作急，多兼胀，痛势较剧但呈发作性。虚证用补法，但多兼顾其标，即清热、潜阳。选药不宜用升散，亦不宜柔腻。实证以祛邪为主，注意通络。

（1）肝阳头痛

脉象：脉弦有力。

症状：突发头胀痛，偏于头之两侧，伴头晕目眩，心烦易怒，面红目赤，口苦胁痛，舌质红，苔薄黄。

治法：平肝潜阳。

代表方：天麻钩藤饮。

方解：天麻、钩藤平肝息风；石决明平肝潜阳；黄芩、栀子清肝泻火；茯神、夜交藤、杜仲、牛膝、桑寄生安神补虚。

（2）肾虚头痛

脉象：脉沉细无力。

症状：头空痛，痛势不甚，每兼眩晕耳鸣，腰膝酸软，遗精，带下，少寐健忘，舌红少苔。

治法：滋阴补肾。

代表方：大补元煎。

方解：阴虚多致阳亢，故必要时兼用潜镇之品。

（3）气血虚证

脉象：脉沉细而弱。

症状：头痛而晕，遇劳加重，面色少华，心悸不宁，自汗，气短，畏风，神疲乏力，舌淡苔薄白。

治法：补养气血。

代表方：八珍汤。

方解：方中四君健脾补中益气，又以四物补肾养血。加滋养肝血药，如首乌、枸杞子；或加引经药，如菊花、蔓荆子引药上行，禁

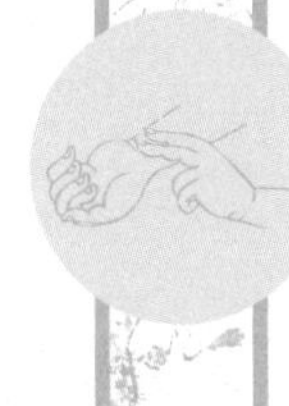

用升散药。

加减：阴虚则阳亢，虚热上扰者，宜养血滋阴，清热潜阳，用钩藤、蒺藜、菊花等。

（4）痰浊头痛

脉象：脉滑或弦滑。

症状：头痛昏蒙，胸脘满闷，呕恶痰涎，苔白腻，或舌胖大有齿痕。

治法：燥湿化痰，降逆止痛。

代表方：半夏白术天麻汤。

方解：半夏、陈皮、茯苓、甘草燥湿祛痰；白术健脾；天麻平肝息风，而止头眩。

（5）瘀血头痛

脉象：脉细或细涩。

症状：头痛剧烈，或刺痛，经久不愈，痛处固定不移，有头部外伤史，或有长期头痛史，舌紫或有瘀斑、瘀点，苔薄白。

治法：活血化瘀，行气止痛。

代表方：半夏白术天麻汤合通窍活血汤

方解：桃仁、红花、赤芍、川芎活血化瘀；麝香、葱白辛香通窍；生姜、红枣、酒辛散。可酌加虫类搜风通络药，如全蝎、蜈蚣、地龙。

【预防调护】

适寒温，慎起居，参加体育锻炼，以增强体质。保持心情舒畅，加强饮食调理。肝阳上亢者，禁食肥甘厚腻、辛辣发物，以免生热动风，而加重病情；肝火头痛者，可用冷毛巾敷头部；因痰浊所致者，饮食宜清淡，勿食肥甘之品，以免助湿生痰；精血亏虚者，应加强饮食调理，多食脊髓、牛乳、蜂乳等血肉有情之品。各类头痛病人均应禁食烟酒。

眩晕

【病因病机】

眩，指目眩，俗称“眼花”，表现为视物暗黑，甚有视歧。晕，指头晕，甚则有外物及自身旋转感。眩冒，与眩晕相同。眩者言其黑，晕者言其转，冒者言其昏，都是形容目眩、耳鸣、身转、站立不稳的病理状态。眩晕是指以头昏目花，甚则有外物及自身旋转感的病证。其实质反映了病人对于空间关系的定向感觉或平衡感觉障碍。眩晕为发作性疾患，其程度有轻重之别。重者，起病急骤，外物及自身旋转感明显，自觉天旋地转，两目昏花，耳鸣，伴恶心，呕吐，面色苍白，血压脉搏改变；轻者，起病缓慢而持久，眩晕不如前者剧烈，只感觉头晕眼花，头重脚轻，摇晃不稳，耳鸣等。

凡耳源性眩晕、高血压病、低血压、脑源性眩晕、贫血、神经衰弱等，临床表现以眩晕为主者，均可参考本节内容辨证论治。

眩晕的临床表现是眩晕耳鸣，所以眩晕的病位在头和头之清窍。头为诸阳之会，脑为无神之府，五脏之精气皆上注于目，所以头和耳目诸窍的正常功能要靠精血的滋养。清气得到温煦，才能主司精明。而头晕眼花、脑转耳鸣是清窍功能失常的结果。因此，眩晕的主要病机为清窍功能失常，邪扰清空，脑失濡养。导致清窍功能失常的病因有风、火、痰、虚、瘀五端，其致病的实质是邪扰清空或脑失濡养。

【辨证论治】

（1）肝阳上亢证

脉象：脉弦。

症状：眩晕耳鸣，头胀痛，烦劳恼怒则加重，面部潮红，急躁易怒，少寐多梦，口苦，舌红苔黄。

治法：平肝潜阳，滋养肝肾。

代表方：天麻钩藤饮。

方解：天麻、钩藤平肝息风；石决明平肝潜阳；黄芩、栀子清肝泻火；茯神、夜交藤安神宁心；牛膝、桑寄生补肾治本。本方体现了“急则治标”，控制风阳升动之势。

（2）痰浊中阻证

脉象：脉弦滑。

症状：眩晕，头重如蒙，胸闷恶心，甚则呕吐痰涎，食少多寐，舌苔白腻。

治法：燥湿祛痰，健脾和胃。

代表方：半夏白术天麻汤。

方解：二陈汤理气调中，燥湿化痰；白术健脾；天麻平肝息风。

（3）气血亏虚证

脉象：脉细弱。

症状：眩晕劳累即发，动则加剧，面色不华，心悸失眠，唇甲色淡，气短，疲乏懒言，纳少便溏，舌淡。

治法：补养气血，健运脾胃。

代表方：归脾汤。

方解：党参、黄芪补气；当归、龙眼肉补血；白术、木香、炙甘草健脾醒胃，以旺生化之源；茯神、远志、枣仁养心安神。

（4）肾精不足

脉象：偏阴虚者，脉细数；偏阳虚者，脉沉细无力。

症状：头晕目眩，耳鸣健忘，腰酸膝软，少寐多梦。偏阴虚者，五心烦热，舌红，少苔或剥苔；偏阳虚者，四肢不温，形寒肢冷，舌质淡，苔白。

治法：偏阴虚者，治以补肾滋阴；偏阳虚者，治以补肾助阳。

代表方：偏阴虚者宜左归丸；偏阳虚者宜右归丸。

方解：左归丸中熟地黄、山萸肉、山药、菟丝子、枸杞子、牛膝、龟板补肝肾，壮筋骨；鹿角胶填补精髓。右归丸中熟地黄、山萸肉、山药、枸杞子、杜仲、菟丝子、当归补益肝肾，强壮腰膝；附子、肉桂益火助阳；鹿角胶补肾益精。

【预防调护】

本病多数病程较长，反复发作，调治失宜，可经久不愈，尤其肝阳上亢型眩晕，常为中风先兆，更宜审慎。因此，眩晕病人平素应避免和消除致病因素，注意疾病治疗与调护。

中风

中风又名卒中，是一类发病急骤，证候复杂，病情危笃的病变，常可迅速致人残废，甚至危及生命。古人形容其发病犹如“暴风之疾速，矢石之中的”。具有风性善行数变的特征，故取名中风。中风是以突然昏仆，不省人事，伴口眼㖞斜，半身不遂，语言不利或不经昏仆，仅以半身不遂为主症的一种疾病。

判断是否属中风，要注意其核心症状。口眼㖞斜、半身不遂、语言不利在多数情况下组合出现，若单独肢体偏瘫对诊断也有意义，但单纯的口眼㖞斜或语言不利不能确立诊断。

西医学中的急性脑血管疾病，包括缺血性卒中和出血性卒中，如短暂性脑缺血发作，脑梗死，脑出血，蛛网膜下腔出血等出现中风表现者，均可参考本病辨证论治。

【辨证论治】

1. 中经络

（1）风痰入络证

脉象：脉弦滑。

症状：肌肤不仁，手足麻木，突然发生口眼㖞斜，语言不利，口角流涎，舌强语謇，甚则半身不遂，或兼见手足拘挛，关节酸痛，舌苔薄白。

治法：祛风化痰通络。

代表方：真方白丸子加减。

方解：半夏、胆南星、白附子祛风化痰；天麻、全蝎息风通络；当归、白芍、鸡血藤、豨莶草养血祛风。

（2）风阳上扰证

脉象：脉弦。

症状：头晕头痛，耳鸣目眩，突然发生口眼㖞斜，舌强语謇，或手足重滞，甚则半身不遂，舌质红，苔黄。

治法：平肝潜阳，活血通络。

代表方：天麻钩藤饮加减。

方解：天麻、钩藤平肝息风；珍珠母、石决明镇肝潜阳；桑叶、菊花清肝泄热；黄芩、山栀清肝泻火；牛膝活血化瘀，引气血下行。

（3）阴虚风动证

脉象：脉弦细数。

症状：头晕耳鸣，腰酸，突然发生口眼㖞斜，语言不利，手指瞤动，甚或半身不遂，舌质红，苔腻。

治法：滋阴潜阳，息风通络。

代表方：镇肝息风汤加减。

方解：白芍、天冬、玄参、枸杞子滋阴柔肝息风；龙骨、牡蛎、龟板、代赭石镇肝潜阳；牛膝、当归活血化瘀，引血下行；天麻、钩藤平肝息风。

2. 中脏腑

闭证

（1）痰热腑实证

脉象：脉弦滑或弦涩。

症状：头痛眩晕，心烦易怒，突然发病，半身不遂，口舌㖞斜，舌强语謇或不语，神志欠清或昏愦，肢体强急，痰多而黏，伴腹胀，便秘，舌质暗红，或有瘀点瘀斑，苔黄腻。

治法：通腑泄热，息风化痰。

代表方：桃仁承气汤。

方解：桃仁、大黄、芒硝、枳实通腑泄热，凉血化瘀；胆南星、黄芩、全瓜蒌清热化痰；桃仁、赤芍、牡丹皮凉血化瘀；牛膝引气血下行。

（2）痰火瘀闭证

脉象：脉滑数有力。

症状：除上述闭证的症状外，还有面赤身热，气粗口臭，躁扰不宁，苔黄腻。

治法：息风清火，豁痰开窍。

代表方：羚角钩藤汤。

方解：羚羊角、钩藤、珍珠母、石决明平肝息风；胆南星、竹沥、半夏、天竺黄、黄连清热化痰；石菖蒲、郁金化痰开窍。

（3）痰浊瘀闭证

脉象：脉沉滑缓。

症状：除上述闭证的症状外，还有面白唇暗，静卧不烦，四肢不温，痰涎壅盛，苔白腻。

治法：化痰息风，宣郁开窍。

代表方：涤痰汤。

方解：半夏、茯苓、橘红、竹茹化痰；郁金、石菖蒲、胆南星豁痰开窍；天麻、钩藤、僵蚕息风化痰。

脱证

脉象：脉微欲绝。

症状：突然昏仆，不省人事，汗出如珠，目合口张，肢体瘫软，手撒肢厥，气息微弱，面色苍白，瞳孔散大，二便失禁，舌淡紫，或舌体卷缩，苔白腻。

治法：益气回阳，扶正固脱。

代表方：参附汤。

方解：人参大补元气，制附子温壮元阳，二者合用有益气、回阳、固脱之功。

3. 恢复期

（1）风痰瘀阻证

脉象：脉弦滑。

症状：口眼㖞斜，舌强语謇或失语，半身不遂，肢体麻木，苔滑腻，舌暗紫。

治法：搜风化痰，行瘀通络。

代表方：解语丹加减。

方解：天麻、胆南星、天竺黄、半夏、陈皮息风化痰；地龙、僵蚕、全蝎搜风通络；远志、石菖蒲化痰宣窍；豨莶草、桑枝、鸡血藤、丹参、红花祛风活血通络。

（2）气虚络瘀证

脉象：脉细涩或细弱。

症状：肢体偏枯不用，肢软无力，面色萎黄，舌质淡紫或有瘀斑，苔薄白。

治法：益气养血，化瘀通络。

代表方：补阳还五汤加减。

方解：黄芪补气以养血；桃仁、红花、赤芍、归尾、川芎养血活血，化瘀通经；地龙、牛膝引血下行，通络。

（3）肝肾亏虚证

脉象：脉沉细。

症状：半身不遂，患肢僵硬、拘挛变形，舌强不语，或偏瘫，肢体肌肉萎缩，舌红，或舌淡红。

治法：滋养肝肾。

代表方：左归丸合地黄饮子加减。

方解：干地黄、首乌、枸杞、山萸肉补肾益精；麦冬、石斛养阴生津；当归、鸡血藤养血活络。

【预防调护】

识别中风先兆，及时治理，以预防中风发生。平时在饮食上宜食清淡易消化之物，忌肥甘厚味、动风、辛辣刺激之品，并禁烟酒，保持心情舒畅，做到起居有常、饮食有节，避免疲劳，以防止卒中。

癫狂

【病因病机】

癫狂为临床常见的精神失常疾病。癫病以精神抑郁，表情淡漠，沉默痴呆，语无伦次，静而多喜为特征。狂病以精神亢奋，狂躁不安，喧扰不宁，骂詈毁物，动而多怒为特征。均以青壮年多见。因二者在临床症状上不能截然分开，又能相互转化，故以癫狂并称。

癫狂的发生与七情内伤、饮食失节、禀赋不足相关，损及心、脾、肝、胆、肾，导致脏腑功能失调和阴阳失于平秘，进而产生气滞、痰结、火郁、瘀血等，蒙蔽心窍或心神被扰，神明逆乱，而引起神志异常。

【辨证论治】

1. 癫证

（1）痰气郁结证

脉象：脉弦滑。

症状：精神抑郁，表情淡漠，沉默呆滞，时时太息，言语无序，或喃喃自语，多疑多虑，喜怒无常，秽洁不分，不思饮食，舌红，苔腻而白。

证机：肝气郁滞，脾失健运，痰郁气结，蒙蔽神窍。

治法：理气解郁，化痰醒神。

代表方：逍遥散合顺气导痰汤加减。前方以疏肝气、解郁结为主，用于肝郁脾虚证；后方涤痰开窍见长，用于痰浊蒙蔽心窍证。

方解：柴胡、白芍、当归疏肝养血；茯苓、白术、甘草健脾益气；枳实、木香、香附理气解郁；半夏、陈皮、胆南星理气化痰；郁金、石菖蒲解郁醒神。

加减：痰伏较甚者，予控涎丹，临卧姜汤送下，该方虽无芫花逐水之功，但有甘遂、大戟之峻攻，白芥子善逐皮里膜外之痰涎，故搜剔痰结伏饮功效甚佳，尤其制成丸剂，小量服用，去疾饮而不伤正。若神思迷茫，表情呆钝，言语错乱，目瞪不瞑，舌苔白腻者，为痰迷心窍，宜理气豁痰，散结宣窍，先以苏合香丸芳香开窍，继以四七汤加胆南星、郁金、石菖蒲等行气化痰。病久痰气郁结，面暗舌紫，脉沉涩者，酌加桃仁、红花、赤芍、泽兰等活血化瘀。若不寐易惊，烦躁不安，舌红苔黄，脉滑数者，为痰郁化热，痰热交蒸，干扰心神所致，宜清热化痰，可用温胆汤加黄连合白金丸，取黄连清心火，白金丸为手少阴药，白矾酸咸能软顽痰，郁金苦辛能去恶血，痰血去则心窍开。若神志昏乱，动手毁物者，为火盛欲狂之证，当以狂病论治。

（2）心脾两虚证

脉象：脉细弱无力。

症状：神思恍惚，魂梦颠倒，心悸易惊，善悲欲哭，肢体困乏，饮

食量少，言语无序，舌谈，苔薄白。

证机：癫证日久，脾失健运，生化乏源，气血俱衰，心神失养。

治法：健脾益气，养心安神。

代表方：养心汤合越鞠丸加减。前方以健脾养心安神为主，适用于心悸易惊、健忘失眠、饮食减少等心脾两虚证；后方以行气解郁、调畅气机为主，适用于胸膈痞闷、饮食不消等气、血、火、湿、食、痰六郁之证。

方解：人参、黄芪、炙甘草健脾益气；香附、神曲、苍术、茯苓醒脾化湿；当归、川芎养心补血；远志、柏子仁、酸枣仁、五味子宁心安神。

加减：心气耗伤，营血内亏，悲伤欲哭者，加淮小麦、大枣清心润燥安神；气阴两虚者，加太子参、麦冬；神气恍惚，心悸易惊者，加龙齿、磁石重镇安神；病久脾肾阳虚，反应及动作迟钝，嗜卧，四肢欠温，面色苍白，舌淡，脉沉细，酌加肉桂、附子、巴戟天、仙茅、仙灵脾等温补肾阳。

2. 狂证

（1）痰火扰神证

脉象：脉弦大滑数。

症状：起病急骤，先有性情急躁，头痛失眠，两目怒视，面红目赤，突发狂乱无知，骂詈号叫，不避亲疏，越垣上屋，或毁物伤人，气力愈常，头痛失眠，舌质红绛，苔多黄腻或黄燥而垢。

证机：五志化火，痰随火升，痰热上扰清窍，神明昏乱。

治法：清心泻火，涤痰醒神。

代表方：生铁落饮加减。本方清心泻火，涤痰醒神，适用于痰热上犹，窍蒙神昏之证。

方解：龙胆草、黄连、连翘清泻心肝实火；胆星、贝母、橘红、竹茹清涤痰浊；菖蒲、远志、茯神宣窍安神；生铁落、朱砂镇心宁神；玄参、麦冬、丹参养心血，固心阴，活瘀血，以防火热伤阴之弊。

加减：痰火壅盛而舌苔黄垢腻者，加礞石滚痰丸逐痰泻火，再用安宫牛黄丸清心开窍。若阳明腑热，大便燥结，舌苔黄燥，脉实大者，可用调胃承气汤荡涤秽浊，清泻胃肠实火。烦热渴饮者，加生石膏、知母、天花粉、生地黄清热生津；久病面色晦滞，狂躁不安，行为怪异，舌质青紫有瘀斑，脉沉弦者，为瘀热阻窍，可酌加牡丹皮、赤芍、大黄、桃仁、水蛭。若神志较清，痰热未尽，心烦不寐者，可用温胆汤合朱砂安神丸化痰安神。

（2）痰热郁结证

脉象：脉弦细或细涩。

症状：癫狂日久不愈，面色晦滞而秽，情绪躁扰不安，多言不序，恼怒不休，甚至登高而歌，弃衣而走，妄见妄闻，妄思离奇，头痛，心悸而烦，舌质紫暗，有瘀斑，少苔或薄黄苔干。

证机：气郁日久，痰结日深，血气凝滞，瘀热互结，神窍被塞。

治法：豁痰化瘀，调畅气血。

代表方：癫狂梦醒汤加减。本方重在调畅气血，豁痰化瘀，适用于气血郁滞，痰热瘀结之证。

方解：半夏、胆南星、陈皮理气豁痰；柴胡、香附、青皮疏肝理气；桃仁、赤芍、丹参活血化瘀。

加减：蕴热者，加黄连、黄芩以清之；有蓄血内结者，加服大黄䗪虫丸，每次 6 克，日服 3 次，以祛瘀生新，攻逐蓄血；不饥不食者，加白金丸，以化顽痰，祛恶血。

（3）火盛阴伤证

脉象：脉细数。

症状：癫狂久延，时作时止，势已较缓，妄言妄为，呼之已能自制，但有疲惫之象，烦躁不眠，形瘦面红，口干便难，舌尖红，少苔或无苔。

证机：心肝郁火，或阳明腑热久羁，耗津伤液，心肾失调，阴虚火旺，神明受扰。

治法：育阴潜阳，交通心肾。

代表方：二阴煎合琥珀养心丹加减。前方重在滋阴降火，安神宁心，适用于心中烦躁、惊悸不寐等阴虚火旺证；后方偏于滋养肾阴，镇惊安

神，适用于悸惕不安、智力迟钝等心肾不足证。

方解：川黄连、黄芩清心泻火；生地黄、麦冬、玄参、阿胶、生白芍滋阴养血，共奏泻南补北之用；人参、茯神木、酸枣仁、柏子仁、远志、石菖蒲交通心肾，安神定志；生龙齿、琥珀、朱砂镇心安神。

加减：痰火未平，舌质红，苔黄腻者，加胆南星、天竺黄；心火亢盛者，加朱砂安神丸；睡不安稳者，加孔圣枕中丹。

【预防调护】

1. 重视精神疗法

移情易性等精神疗法是预防和治疗癫狂的有效方法。如防止环境的恶性刺激，保持光线明亮，这对保持病人智力、活跃情绪、增加社会接触和消除被隔离感有益。勤更衣着，鼓励拜会亲友、谈心、读报、听收音机或看轻松娱乐性电视。

2. 加强护理

病人不宜从事高空作业及驾驶、操纵机械与危险性大的工作。正确对待病人的各种病态表现，不应讥笑、讽刺，要关心、体贴、照顾病人，对其不合理要求应耐心解释，对其合理要求应尽量满足。对重证病人的打人、骂人、自伤、毁物等症状，要采取防护措施，注意安全，防止意外，必要时专人照顾。对拒食病人应寻找原因，根据其特点进行劝导、督促，可喂食或鼻饲以保持营养。

3. 加强妇幼保健工作

痫病

【病因病机】

痫病是一种反复发作性神志异常的病证，亦名“癫痫，俗称“羊痫风”。临床以突然意识丧失，甚则仆倒，不省人事，强直抽搐，口吐涎沫，两目上视或口中怪叫，移时苏醒，一如常人为特征，发作前可伴眩晕、胸闷等先兆，发作后常有疲倦乏力等症状。

本节虽以癫痫大发作的辨治为主，但对小发作等类型的辨治亦可通用。根据本病的临床表现，西医的癫痫，无论原发性或继发性，均可参照本病辨证论治。

痫病的发生，大多由于七情失调，先天因素，脑部外伤，饮食不节，劳累过度，或患它病之后，造成脏腑失调，痰浊阻滞，气机逆乱，风阳内动所致，尤其与痰邪关系密切。

【辨证论治】

（1）风痰闭阻证

脉象：脉多弦滑有力。

症状：发病前常有眩晕，头昏，胸闷，乏力，痰多，心情不悦。发作呈多样性，或见突然跌倒，神志不清，抽搐吐涎或伴尖叫，二便失禁，或短暂神志不清，两目发呆，茫然若失，谈话中断，持物落地，或精神恍惚而无抽搐，舌质红，苦白腻。

证机：痰浊素盛，肝阳化风，痰随风动，风痰闭阻，上扰清窍。

治法：涤痰息风，开窍定痫。

代表方：定痫丸加减。本方豁痰开窍，息风定惊，适用于痰浊素盛，肝风内动，蒙闭清窍之痫病。

方解：天麻、全蝎、僵蚕平肝息风镇痉；川贝母、胆南星、姜半夏、竹沥、菖蒲涤痰开窍而降逆；琥珀、茯神、远志、朱砂镇心安神定痫；茯苓、陈皮健脾益气化痰；丹参理血化瘀通络。

加减：眩晕、目斜视者，加生龙骨、生牡蛎、磁石、珍珠母重镇安神。

（2）痰火扰神证

脉象：脉多沉弦滑而数。

症状：发作时昏仆抽搐，吐诞，或有吼叫，平时急躁易怒，心烦失眠，咯痰不爽，口苦咽干，便秘溲黄。病发后，症情加重，彻夜难眠，目赤，舌红，苔黄腻。

证机：痰浊蕴结，气郁化火，痰火内盛，上扰脑神。

治法：清热泻火，化痰开窍。

代表方：龙胆泻肝汤合涤痰汤加减。前方以清泻肝火、调气开窍为主，用于火热炽盛者；后方涤痰开窍见长，用于痰浊闭窍者。

方解：龙胆草、青黛、芦荟直入肝经而泻肝火；大黄、黄芩、栀子通泻上、中、下三焦之火；姜半夏、胆南星、木香、枳实理气涤痰；茯苓、橘红、人参健脾益气化痰；石菖蒲、麝香走窜，清心开窍。

加减：有肝火动风之势者，加天麻、石决明、钩藤、地龙、全蝎，以平肝息风。

（3）瘀阻脑络证

脉象：脉涩或弦。

症状：平素头晕头痛，痛有定处，常伴单侧肢体抽搐，或一侧面部抽动，颜面口唇青紫，舌质暗红或有瘀斑，舌苔薄白，多继发于颅脑外伤、产伤、颅内感染性疾患后，或先天大脑发育不全。

证机：瘀血阻窍，脑络闭塞，脑神失养而风动。

治法：活血化瘀，息风通络。

代表方：通窍活血汤加减。本方活血化瘀，醒脑通窍，适用于瘀阻头巅，头痛头晕，肢体抽动等症。

方解：赤芍、川芎、桃仁、红花活血化瘀；麝香、老葱通阳开窍，活血通络；地龙、僵蚕、全蝎息风定痫。

加减：痰涎偏盛者，加半夏、胆南星、竹茹。

（4）心脾两虚证

脉象：脉沉弱。

症状：反复发作不愈，神疲乏力，心悸气短，失眠多梦，面色苍白，体瘦纳呆，大便溏薄，舌质淡，苔白腻。

证机：痫发日久，耗伤气血，心脾两伤，心神失养。

治法：补益气血，健脾宁心。

代表方：六君子汤合归脾汤加减。前方健脾益气，化痰降逆，用于神疲乏力、纳呆便溏等脾虚证；后方益气养血，补心安神，用于心悸气短、失眠多梦等神志不安之症。

方解：人参、茯苓、白术、炙甘草健脾益气助运；陈皮、姜半夏理气化痰降逆；当归、丹参、熟地黄养血和血；酸枣仁养心安神；远志、五味子敛心气，宁心神。

加减：痰浊盛而恶心呕吐痰涎者，加胆南星、姜竹茹、瓜蒌、石菖蒲，旋覆花化痰降浊；便溏者，加焦米仁、炒扁豆、炮姜等健脾止泻；夜游者，加生龙骨、生牡蛎、生铁落等镇心安神。

（5）心肾亏虚证

脉象：脉沉细而数。

症状：痫病频发，神思恍惚，心悸，健忘失眠，头晕目眩，两目干涩，面色晦暗，耳轮焦枯不泽，腰膝酸软，大便干燥，舌质淡红。

证机：痫病日久，心肾精血亏虚，髓海不足，脑失所养。

治法：补益心肾，潜阳安神。

代表方：左归丸合天王补心丹加减。前方滋补肝肾，填精益髓，适用于头目眩晕、腰膝酸软等真阴不足证；后方滋阴养血，安神宁心，适用于心悸失眠、神思恍惚等症。

方解：熟地黄、山药、山萸肉、菟丝子、枸杞子补益肝肾；鹿角胶、龟板胶峻补精血；川牛膝补肝肾，强腰膝；生牡蛎、鳖甲滋阴潜阳。

加减：神思恍惚，持续时间长者，加阿胶补益心血；心中烦热者，加焦山栀、莲子心清心除烦；大便干燥者，加玄参、天花粉、当归、火麻仁以养阴润肠通便。

【预防调护】

加强孕妇保健，避免胎气受损。加强护理，预防意外。发作时注意观察神志的改变、抽搐的频率、脉搏的快慢与节律、舌之润燥、瞳孔之大小、有无发绀及呕吐、二便是否失禁等情况，并详加记录。对晕仆抽搐的病人，凡有义齿均应取下，并用裹纱布的压舌板放入病人口中，防止咬伤唇舌，同时加用床栏，以免翻坠下床。休止期病人，不宜驾车、骑车，不宜高空、水下作业，避免脑外伤。加强休止期治疗，预防再发。注意调补。

痴呆

【病因病机】

痴呆是由髓减脑消，神机失用所导致的一种神志异常的疾病，以呆傻愚笨，智能低下，善忘等为主要临床表现。其轻者可见神情淡漠，寡言少语，反应迟钝，善忘；重则表现为终日不语，或闭门独居，或口中喃喃，言辞颠倒，行为失常，忽笑忽哭，或不欲食，数日不知饥饿等。

本节以讨论成年人痴呆为主，小儿先天性痴呆不在本节讨论之列。西医学的老年性痴呆、脑血管性痴呆及混合性痴呆、脑叶萎缩症、正压性脑积水、脑淀粉样血管病以及代谢性脑病、中毒性脑病等可参本节内容辨证治疗。

痴呆的发生，以内因为主，多由于年迈体虚、七情内伤、久病耗损等原因导致气血不足，肾精亏耗，脑髓失养，或气滞、痰阻、血瘀于脑而成。

【辨证论治】

（1）髓海不足证

脉象：脉沉细弱。

症状：智能减退，计算力、记忆力、定向力、判断力明显减退，神情呆滞，词不达意，头晕耳鸣，怠惰思卧，齿枯发焦，腰酸骨软，步行艰难，舌瘦色淡，苔薄白。

证机：肾精亏虚，髓海失养。

治法：补肾益髓，填精养神。

代表方：七福饮加减。本方益气养血，滋阴补肾，兼有化痰宣窍之功，适用于肝肾精血亏虚，髓海不足之痴呆。

方解：熟地黄滋阴补肾；鹿角胶、龟板胶、阿胶、紫河车补髓填精；当归养血补肝；人参、白术、炙甘草益气健脾；石菖蒲、远志、杏仁宣窍化痰。

（2）脾肾两虚证

脉象：脉沉细弱。

症状：表情呆滞，沉默寡言，记忆减退，失认失算，口齿含糊，词不达意，伴腰膝酸软，肌肉萎缩，食少纳呆，气短懒言，口涎外溢，或四肢不温，腹痛喜按，泄泻，舌质淡白，舌体胖大，苔白，或舌红，苔少或无苔。

证机：气血亏虚，肾精不足，髓海失养。

治法：补肾健脾，益气生精。

代表方：还少丹加减。本方既能益气健脾，又能补肾益精，适用于脾肾两虚，气血不足，肾精亏虚，髓海失养所致的痴呆。

方解：熟地黄、枸杞子、山萸肉滋阴补肾；肉苁蓉、巴戟天、小茴香助命火，补肾气；杜仲、怀牛膝补益肝肾；党参、白术、茯苓、山药、大枣益气健脾；石菖蒲、远志、五味子宣窍安神。

（3）痰浊蒙窍证

脉象：脉滑。

症状：表情呆滞，智力衰退，或哭笑无常，喃喃自语，或终日无语，伴不思饮食，脘腹胀痛，痞满不适，口多涎沫，头重如裹，舌质淡，苔白腻。

证机：痰浊上蒙，清窍被阻。

治法：豁痰开窍，健脾化浊。

代表方：涤痰汤加减。本方重在豁痰开窍，兼以益气健脾，适用于痰浊蒙窍之痴呆。

方解：半夏、陈皮、茯苓、枳实、竹茹理气化痰，和胃降逆；南星除胶结之顽痰；石菖蒲、远志、郁金开窍化浊；甘草、生姜补中和胃。

（4）瘀血内阻证

脉象：脉细涩。

症状：表情迟钝，言语不利，善忘，易惊恐，或思维异常，行为古怪，伴肌肤甲错，口干不欲饮，双目晦暗，舌质暗或有瘀点瘀斑。

证机：瘀血阻滞，脑脉痹阻。

治法：活血化瘀，开窍醒脑。

代表方：通窍活血汤加减。本方活血化瘀，开窍醒脑，适用于瘀血阻滞脑脉，脑脉痹阻脑气所致的痴呆。

方解：麝香芳香开窍，并活血散结通络；当归、桃仁、红花、赤芍、川芎、丹参活血化瘀；葱白、生姜合石菖蒲、郁金以通阳宣窍。痴呆的病程多较长。虚证病人若长期服药，积极接受治疗，部分精神症状可有明显改善，但不易根治。实证病人，及时有效地治疗，待实邪去，部分病人可获愈。虚中夹实者，则往往病情缠绵，更需临证调理，方可奏效。

【预防调摄】

精神调摄、智能训练、调节饮食起居既是预防措施，又是治疗的重要环节。痴呆病人应养成有规律的生活习惯，饮食宜清淡，少食肥甘厚味，多食具有补肾益精作用的食疗之品，如核桃、黑芝麻、山药等，并戒烟酒。医护人员应帮助病人正确认识和对待疾病，解除思想顾虑。对轻症病人应耐心细致地进行智能训练，使之逐渐掌握一定的生活及工作技能，多参加社会活动，或练习气功、太极拳等，避免过逸恶劳。对重症病人则应注意生活照顾，防止因大小便自遗及长期卧床引发褥疮、感染等。要防止病人自伤或伤人。

第十一章 辨脉诊治脾胃系病证

胃痛

【病因病机】

胃痛，又称胃脘痛，是由外感邪气、内伤饮食情志、脏腑功能失调等导致气机郁滞，胃失所养，以上腹胃脘部疼痛为主症的病证。

本病涉及现代医学的急、慢性胃炎，消化性溃疡，胃痉挛，胃下垂，胃黏膜脱垂，胃神经官能症等以上腹部胃脘疼痛为主要表现者，均可参考本病辨证论治。

1. 寒邪客胃

寒属阴邪，可致气机凝滞，内客于胃，胃气不和，收引作痛。

2. 饮食伤胃

暴饮暴食，损伤脾胃，内生食滞，致使胃中气机阻滞，胃气失和而疼痛。

3. 肝气犯胃

情志不遂，致肝失疏泄，气机阻滞，横逆犯胃，胃失和降。

4. 脾胃虚弱

素体不足，或劳倦过度，或饮食所伤，或久病脾胃受损，或肾阳不足，致脾胃虚弱，中焦虚寒，胃失温养。热病伤阴，或胃热火邪，或久服香燥理气之品，耗伤胃阴，胃失濡养。

5. 脾主升

脾主升，为阴土，胃主降，为阳土，二者互为表里。与肝之疏泄、胆之通降及肾阴肾阳的不足均有关。

【辨证论治】

（1）寒邪客胃证

脉象：脉弦紧。

症状：胃痛暴作，恶寒喜暖，得温痛减，遇寒加重，口淡不渴，或喜热饮，苔薄白。

证机：寒凝胃脘，阳气被遏，气机阻滞。

治法：温胃散寒，理气止痛。

代表方：香苏散合良附丸。

方解：高良姜温胃散寒，香附行气止痛。

加减：若寒重，可加吴茱萸、干姜；气滞重者，可加木香、陈皮；若见寒热身痛等表寒证者，加紫苏、生姜疏风散寒；若兼见胸腕痞闷不食、嗳气呕吐等寒挟食滞者，可加枳壳、神曲、鸡内金、半夏以消食导滞，温胃降逆；若郁久化热，寒热错杂，可用半夏泻心汤辛开苦降，寒热并用；若胃寒较轻者，可局部温熨，或服生姜红糖水即可止痛散寒。

（2）饮食伤胃证

脉象：脉滑。

症状：胃脘疼痛胀满拒按，嗳腐吞酸，或呕吐不消化食物，其味腐臭，吐后痛减，不思饮食，大便不爽，得矢气或便后稍舒，苔厚腻。

证机：饮食积滞，阻塞胃气。

治法：消食导滞，和胃止痛。

代表方：保和丸。

方解：重用山楂酸甘微温，善消肉食油腻之积，故为君药。臣以神曲甘辛而温，消食和胃，能化酒食陈腐之积；莱菔子辛甘下气，长于消面食之积，宽畅胸膈，消除胀满。以上三药合用，食积中焦，生湿生痰，佐以半夏辛温，燥湿祛痰，下去气散结止呕；陈皮辛苦温，燥湿化痰，理气和中；茯苓甘平，健脾和中，化痰利湿；食积停滞，郁而化热，又以连翘苦寒芳香，散结清热。诸药配伍，使食积消化，胃气因和。本方虽以消导为主，但药性平和，故以“保和”名之。

（3）肝气犯胃证

脉象：脉弦。

症状：胃脘胀满，攻撑走窜脘痛连胁，胸闷嗳气，喜长叹息，大便不畅，随情志因素加重，苔薄白。

证机：肝气郁结，横逆犯胃，胃气阻滞。

治法：疏肝理气，和胃止痛。

代表方：柴胡疏肝散。

方解：柴胡、白芍、川芎疏肝解郁，陈皮、枳壳、甘草理气和中，共奏疏肝理气、和胃止痛之效。

加减：若胀重者，可加青皮、郁金、木香助理气解郁之功；若痛甚者，可加川楝子、延胡索理气止痛；嗳气频作者，可加半夏、旋覆花，亦可用沉香降气散降气散郁。

（4）肝胃郁热证

脉象：脉滑数。

症状：胃脘灼痛，痛势急迫，心烦易怒，泛酸嘈杂，口干口苦，舌红苔黄。

证机：肝胃不和，气机郁滞，久而化热。

代表方：疏肝理气，泄热和胃。

治法：丹栀逍遥散合左金丸。

方解：柴胡、当归、白芍解郁柔肝止痛；牡丹皮、栀子清肝泄热；白术、茯苓、甘草和中健胃；黄连清泻胃火；吴茱萸辛散肝郁。

加减：应注意慎用过分香燥之品，常选用当归、白芍、香橼、佛手等理气而不伤阴的解郁止痛药。若火热内盛，灼伤胃络，而见吐血，并出现脘腹灼痛痞满，心烦便秘，面赤舌红，脉弦数有力等症者，为肝胃郁热，迫血妄行，可用《金匮要略》泻心汤苦寒泄热，直折其火，使火降气顺，吐血自止。

（5）瘀血内停证

脉象：脉涩。

症状：胃脘疼痛，如针刺刀割，痛有定处，按之痛甚，痛势持久，

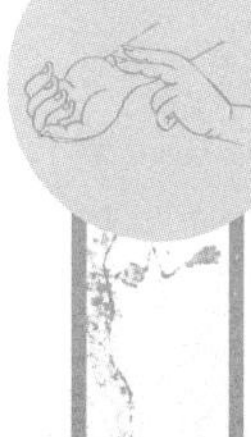

食后加剧，入夜尤甚，或见吐血便血，舌质紫暗或有瘀斑。

机证：瘀停胃络，脉络壅滞。

治法：活血化瘀，和胃止痛。

代表方：失笑散合丹参饮。

方解：五灵脂、蒲黄、丹参活血散瘀止痛；檀香、砂仁行气和胃。

加减：如痛甚者，可酌加延胡索、三棱、莪术，并可加理气之品，如木香、枳壳、郁金；若血瘀胃痛，伴吐血黑便者，当辨寒热虚实，应参考血证有关内容辨证施治。

（6）湿热中阻证

脉象：脉滑数。

症状：胃脘疼痛，嘈杂灼热，口干口苦，渴不欲饮，头重如裹，身重肢倦，纳呆，恶心，小便色黄，大便不畅，舌苔黄腻。

证机：湿热蕴结，胃气痞阻。

治法：清化湿热，理气和胃。

代表方：清中汤。

方解：黄连、栀子清热化湿；半夏、茯苓、白豆蔻健脾祛湿；陈皮、甘草理气和胃。

加减：热盛便秘者，加大黄、枳实；气滞腹胀者，加厚朴、大腹皮。若寒热互结，肝噫食臭，心下痞硬者，可用半夏泻心汤。另外尚可选用温胆汤、三仁汤等。

（7）胃阴亏虚证

脉象：脉细数。

症状：胃脘隐隐作痛，饥不欲食，口燥咽干，五心烦热，消瘦乏力，欲饮，大便干结，舌红少津。

证机：胃阴亏耗，胃失濡养。

治法：滋阴养胃，和中止痛。

代表方：一贯煎合芍药甘草汤。

方解：沙参、麦冬、生地黄、枸杞子养阴益胃；当归、川楝子柔肝理气；芍药、甘草和中缓急止痛。

加减：若痛甚者，可加香橼、佛手；若脘腹灼痛，嘈杂泛酸者，可灼加左金丸；若胃热偏盛者，可加生石膏、知母、玉竹、芦根清泄胃热，或用清胃散；若日久肝肾阴虚者，可加山萸肉、玄参、牡丹皮滋补肝肾。

（8）脾胃虚寒证

脉象：脉虚弱。

症状：胃痛隐隐，绵绵不休，喜温喜按，空腹痛甚得食则缓，劳累或受凉后发作加重，泛吐清水，神疲纳呆，四肢倦怠，手足不温，便溏，舌淡苔白。

证机：脾胃虚寒，失于温养。

治法：温中健脾，和胃止痛。

代表方：黄芪建中汤。

方解：黄芪补中益气；小建中汤温脾散寒，和中止痛。

加减：泛吐清水较重者，可加干姜、吴茱萸、半夏温胃化饮；如寒盛者，可用大建中汤或附子理中丸温中散寒；若脾虚湿盛者，可合用二陈汤；若兼见腰膝酸软、头晕目眩、形寒肢冷等肾阳虚证者，可加附子、肉桂、巴戟天、仙茅，或合用肾气丸、右归丸等助肾阳以温脾和胃。

【预防调护】

本病多与情志不遂、饮食不节有关，故在预防上要重视精神与饮食的调摄。病人要注意有规律的生活与饮食习惯，忌暴饮暴食、饥饱不匀。胃痛持续不已者，应在一定时期内进流质或半流质饮食，少食多餐，以清淡、易消化的食物为宜。忌粗糙多纤维饮食，尽量避免食用浓茶、咖啡、烟酒和辛辣等，进食宜细嚼慢咽，慎用水杨酸、肾上腺皮质激素等西药。同时保持乐观的情绪、避免过度劳累与紧张也是预防本病复发的关键。

吐酸

【病因病机】

吐酸是指胃中酸水上泛，又称泛酸。若随即咽下称为吞酸，若随即吐出者称为吐酸，可单独出现，但常与胃痛兼见。

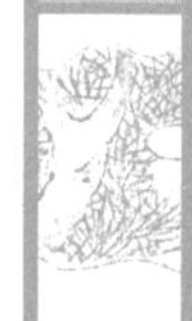
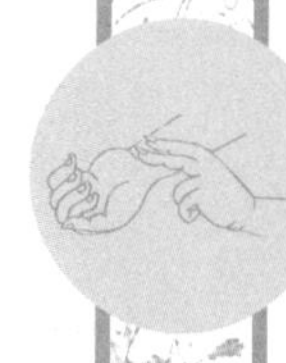
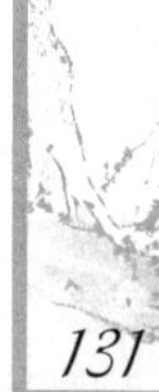

本病与西医学之胃酸过多所产生之吞酸、吐酸含义大致相同。包括胃溃疡、十二指肠溃疡、慢性胃炎和消化不良等。

本病多由肝气郁结，胃气不和而发，有寒证和热证之分。

【辨证论治】

（1）热证

脉象：脉弦数。

症状：吞酸时作，嗳腐气秽，胃脘闷胀，两胁胀满，心烦易怒，口干口苦，咽干口渴，舌红，苔黄。

证机：肝郁化热，横逆犯胃。

治法：清肝泻火，和胃降逆。

代表方：左金丸加减。

方解：黄连、吴茱萸、黄芩、山栀子清肝泄热；乌贼骨、煅瓦楞子制酸。

（2）寒证

脉象：脉沉迟。

症状：吐酸时作，嗳气酸腐，胸脘胀闷，喜唾涎沫，饮食喜热，四肢不温，大便溏泄，舌淡苔白。

治法：温中散寒，和胃制酸。

代表方：香砂六君子汤合吴茱萸汤加减。

方解：党参、白术、茯苓健脾益气；木香、砂仁行气和胃；半夏、陈皮和胃降逆；干姜、吴茱萸温中散寒；甘草调和诸药。

嘈杂

【病因病机】

嘈杂是指胃中空虚，似饥非饥，似辣非辣，似痛非痛，胸膈懊侬，莫可名状，时作时止的病证。可单独出现，又常与胃痛、吞酸兼见。

本病可见于西医学多种疾病之中，如胃及十二指肠、慢性胃炎和消化不良等。

本病有胃热、胃虚、血虚之别，其病位在胃，与肝、脾相关。

【辨证论治】

（1）胃热证

脉象：脉滑数。

症状：嘈杂而兼恶心吞酸，口渴喜冷，口臭心烦，脘闷痰多，多食易饥，或似饥非饥，舌质红，苔黄干。

治法：清热化痰和中。

代表方：温胆汤加减。

方解：半夏燥湿化痰降逆；陈皮理气燥湿；竹茹清热化痰降逆；枳实行气导滞；生姜和胃降逆；甘草调和诸药；黄连、栀子清胃热。

（2）胃虚证

脉象：脉细弱。

症状：嘈杂时作时止，口淡无味，食后脘胀，体倦乏力，不思饮食，舌质淡。

治法：健脾益胃和中。

代表方：四君子汤加减。若胃阴不足，饥不欲食，大便干结，脉细者，可用益胃汤益胃养阴。

方解：党参益气补中；白术健脾燥湿；茯苓渗湿健脾；甘草甘缓和中；山药补脾养胃；蔻仁温中行气。

（3）血虚证

脉象：脉细。

症状：嘈杂而兼面白唇淡，头晕心悸，失眠多梦，舌质淡。

治法：益气养血和中。

代表方：归脾汤加减。

方解：黄芪、党参补气健脾；当归、龙眼肉养血和营；木香健脾理气；茯神、远志、酸枣仁养心安神；生姜、大枣、甘草和胃健脾，以资生化。

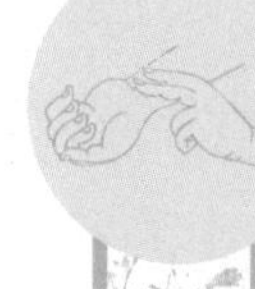

痞满

【病因病机】

痞满是指以自觉心下痞塞，胸膈胀满，触之无形，按之柔软，压之无痛为主要症状的病证。按部位痞满可分为胸痞、心下痞等。心下痞即胃脘部痞满。

西医学的慢性胃炎（包括浅表性胃炎和萎缩性胃炎）、功能性消化不良、胃下垂等疾病，若以上腹胀满不适为主要表现者，可参照本节内容辨证论治。

感受外邪、内伤饮食、情志失调等可引起中焦气机不利，脾胃升降失职而发生痞满。

1. 感受外邪

外感六淫，表邪入里，或误下伤中，邪气乘虚内陷，结于胃脘，阻塞中焦气机，升降失司，遂成痞满。如《伤寒论》曰：“脉浮而紧，而复下之，紧反入里，则作痞，按之自濡，但气痞耳。”

2. 内伤饮食

暴饮暴食，或恣食生冷，或过食肥甘，或嗜酒无度，损伤脾胃，纳运无力，食滞内停，痰湿阻中，气机被阻，而生痞满。如《伤寒论》云：“胃中不和，心下痞硬，干噫食臭”；“谷不化，腹中雷鸣，心下痞硬而满”。

3. 情志失调

抑郁恼怒，情志不遂，肝气郁滞，失于疏泄，横逆乘脾犯胃，脾胃升降失常，或忧思伤脾，脾气受损，运化不利，胃腑失和，气机不畅，发为痞满。如《景岳全书·痞满》曰：“怒气暴伤，肝气未平而痞。”

【辨证论治】

1. 实痞

（1）饮食内停证

脉象：脉滑。

症状：脘腹痞闷而胀，进食尤甚，拒按，嗳腐吞酸，恶食呕吐，或大便不调，矢气频作，味臭如败卵，舌苔厚腻。

分析：饮食过量，损伤脾胃，食积内停，气机不畅，故脘腹痞闷而胀，进食尤甚，拒按；宿食停滞，酿而成酸，胃失和降，故嗳腐吞酸，恶食呕吐；食积化热，气机壅塞，故大便不调，矢气频作，味臭如败卵。舌苔厚腻，脉滑亦为食滞之象。

证机：饮食停滞，胃腑失和，气机壅塞。

治法：消食和胃，行气消痞。

代表方：保和丸加减。本方消食导滞，和胃降逆，用于食谷不化，脘腹胀满者。

方解：山楂、神曲、莱菔子消食导滞，行气除胀；半夏、陈皮和胃化湿，行气消痞；茯苓健脾渗湿，和中止泻；连翘清热散结。

加减：若食积较重者，可加鸡内金、谷芽、麦芽以消食；脘腹胀满者，可加枳实、厚朴、槟榔等理气除满；食积化热，大便秘结者，加大黄、枳实通腑消胀，或用枳实导滞丸消积导滞，清利湿热；兼脾虚便溏者，加白术、扁豆等健脾助运，化湿和中，或用枳实消痞丸消除痞满，健脾和胃。

（2）痰湿中阻证

脉象：脉沉滑。

症状：脘腹痞塞不舒，胸膈满闷，头晕目眩，身重困倦，呕恶纳呆，口淡不渴，小便不利，舌苔厚腻。

分析：痰湿中阻，气机不畅，故脘腹痞塞不舒，胸膈满闷；痰湿中阻，清阳不升，浊气上逆，故头晕目眩，呕恶纳呆；痰湿困阻脾阳，故身重困倦，湿阻中焦，故口淡不渴；气化失司则小便不利。舌苔白厚腻，脉沉滑亦为痰湿之象。

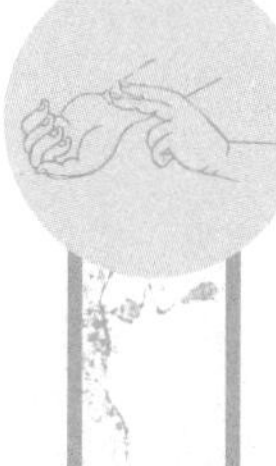

证机：痰湿阻滞，脾失健运，气机不和。

治法：除湿化痰，理气和中。

代表方：二陈平胃散加减。本方燥湿健脾，化痰利气，用于脘腹胀满、呕恶纳呆等症。

方解：制半夏、苍术、藿香燥湿化痰；陈皮、厚朴理气消胀；茯苓、甘草健脾和胃。

加减：若痰湿盛而胀满甚者，可加枳实、紫苏梗、桔梗等，或合用半夏厚朴汤以加强化痰理气；气逆不降，嗳气不止者，加旋覆花、代赭石、枳实、沉香等；痰湿郁久化热而口苦、舌苔黄者，改用黄连温胆汤；兼脾胃虚弱者，加用党参、白术、砂仁健脾和中。

（3）湿热阻胃证

脉象：脉滑数。

症状：脘腹痞闷，或嘈杂不舒，恶心呕吐，口干不欲饮，口苦，纳少，舌红，苔黄腻。

分析：湿热内蕴，阻于中焦，气机壅滞，故脘腹痞闷，纳少；胃失和降，故恶心欲吐；湿热蕴结，热郁于内，故嘈杂，口苦；湿热中阻，津不上承，故口干不欲饮。舌红苔黄腻，脉滑数均为湿热内蕴之象。

证机：湿热内蕴，困阻脾胃，气机不利。

治法：清热化湿，和胃消痞。

代表方：泻心汤合连朴饮加减。前方泻热破结，后方清热燥湿，理气化浊，两方合用增强清热除湿、散结消痞之效，用于胃脘胀闷嘈杂，口干口苦，舌红苔黄腻之痞满者。

方解：大黄泄热散痞，和胃开结；黄连、黄芩苦降泄热和阳；厚朴理气祛湿；石菖蒲芳香化湿，醒脾开胃；半夏和胃燥湿；芦根清热和胃，止呕除烦；栀子、豆豉清热除烦。

加减：若恶心呕吐明显者，加竹茹、生姜、旋覆花以止呕；纳呆不食者，加鸡内金、谷芽、麦芽以开胃导滞；嘈杂不舒者，可合用左金丸；便溏者，去大黄，加扁豆、陈皮以化湿和胃；寒热错杂者，用半夏泻心汤苦辛通降。

（4）肝胃不和证

脉象：脉弦。

症状：脘腹痞闷，胸胁胀满，心烦易怒，善太息，呕恶嗳气，或吐苦水，大便不爽，舌质淡红，苔薄白。

分析：情志不和，肝气郁结，乘犯脾胃，气机壅塞，故脘腹痞闷，胸胁胀满；气郁不舒，胃失和降，故呕恶嗳气，善太息；肝气郁久，日久化热，逆而上冲，故心烦易怒；肝胆互为表里，肝热挟胆火上乘，则吐苦水；肝郁气滞，疏泄不利，故大便不爽。舌淡红，脉弦亦为肝胃不和之象。

证机：肝气犯胃，胃气郁滞。

治法：疏肝解郁，和胃消痞。

代表方：越鞠丸合枳术丸加减。前者长于疏肝解郁，善解气、血、痰、火、湿、食六郁，后者消补兼施，长于健脾消痞，合用能增强行气消痞功效，适用于治疗胃脘胀满连及胸胁，郁怒心烦之痞满者。

方解：香附、川芎疏肝散结，行气活血；苍术、神曲燥湿健脾，消食化滞；栀子泻火解郁；枳实行气消痞；白术健脾益胃；荷叶升养胃气。

加减：若气郁明显，胀满较甚者，酌加柴胡、郁金、厚朴等，或用五磨饮子加减以理气导滞消胀；郁而化火，口苦而干者，可加黄连、黄芩泻火解郁；呕恶明显者，加制半夏、生姜和胃止呕；嗳气甚者，加竹茹、沉香和胃降气。

2. 虚痞

（1）脾胃虚弱证

脉象：脉沉弱。

症状：脘腹满闷，时轻时重，喜温喜按，纳呆便溏，神疲乏力，少气懒言，语声低微，舌质淡，苔薄白。

分析：脾胃虚弱，中寒不运，气机失于宣畅，阻塞于中，故脘腹满闷，时轻时重；中阳不足，失于温养，故喜温喜按，神疲乏力，少气懒言，语声低微；脾胃纳运失常，故纳呆便痞。舌淡，苔薄白，脉沉弱均为脾胃虚弱之象。

证机：脾胃虚弱，健运失职，升降失司。

治法：补气健脾，升清降浊。

代表方：补中益气汤加减。本方健脾益气，升举清阳，用于治疗喜温喜按、少气乏力的胃脘胀满者。

方解：黄芪、党参、白术、炙甘草益气健脾，鼓舞脾胃清阳之气；升麻、柴胡协同升举清阳；当归养血和营以助脾；陈皮理气消痞。

加减：若胀闷较重者，可加枳壳、木香、厚朴以理气运脾；四肢不温，阳虚明显者，加制附子、干姜温胃助阳，或合理中丸以温胃健脾；纳呆厌食者，加砂仁、神曲等理气开胃；舌苔厚腻，湿浊内蕴者，加制半夏、茯苓，或改用香砂六君子汤加减以健脾祛湿、理气除胀。

（2）胃阴不足证

脉象：脉细数。

症状：脘腹痞闷，嘈杂，饥不欲食，恶心嗳气，口燥咽干，大便秘结，舌红，少苔。

发病：胃属阳土，性喜润降，若胃阴不足，不得润降，气机郁滞，故脘腹痞闷；胃阴亏虚，故嘈杂，恶心嗳气，饥不欲食；胃阴精不足，失其濡养，故口燥咽干，大便秘结。舌红，少苔，脉细数均为阴液不足之象。

证机：胃阴亏虚，胃失濡养，和降失司。

治法：养阴益胃，调中消痞。

代表方：益胃汤加减。本方滋养胃阴，行气除痞，用于口燥咽干，舌红少苔之胃痞不舒者。

方解：生地黄、麦冬、沙参、玉竹滋阴养胃；香橼疏肝理脾，消除心腹痞满。

加减：若津伤较重者，可加石斛、天花粉等以加强生津；腹胀较著者，加枳壳、厚朴花理气消胀；食滞者，加谷芽、麦芽等消食导滞；便秘者，加火麻仁、玄参润肠通便。

【预防调护】

病人应节制饮食，勿暴饮暴食，同时饮食宜清淡，忌肥甘厚味、辛辣醇酒以及生冷之品。注意精神调摄，保持乐观开朗，心情舒畅。慎起居，适寒温，防六淫，注意腹部保暖。适当参加体育锻炼，增强体质。

呕吐

【病因病机】

呕吐是指胃失和降，气逆于上，迫使胃中之物从口中吐出的一种病证。一般以有物有声谓之呕，有物无声谓之吐，无物有声谓之呕。

神经性呕吐、急性胃炎、心源性呕吐、胃黏膜脱垂症、幽门痉挛、幽门梗阻、贲门痉挛、十二指肠壅积症、肠梗阻、急性胰腺炎、急性胆囊炎、尿毒症、颅脑疾病以及一些急性传染病早期，当以呕吐为主要表现时，可参考本节辨证论治。

外邪犯胃，或秽浊之气，侵犯胃腑，胃失和降，随逆气上出，发生呕吐。饮食不节，食滞不化，胃气不降，上逆而为呕吐。恼怒伤肝，肝失条达，横逆犯胃，胃气上逆；或忧思伤脾，脾失健运，食停难化，胃失和降，亦可发生呕吐。病后体虚，脾胃素虚，或病后虚弱，劳倦过度，好伤中气，胃虚不能盛受水谷，脾虚不能化生精微，食滞胃中，上逆成呕。

【辨证论治】

1. 实证

（1）外邪犯胃证

脉象：脉濡缓。

症状：突然呕吐，胸脘满闷，发热恶寒，头身疼痛，舌苔白腻。

证机：外邪犯胃，中焦气滞，浊气上逆。

治法：疏邪解表，化浊和中。

代表方：藿香正气散加减。

（2）食滞内停证

脉象：脉滑实。

症状：呕吐酸腐，脘腹胀满，嗳气厌食，大便或溏或结，舌苔厚腻。

证机：食积内停，气机受阻，浊气上逆。

治法：消食化滞，和胃降逆。

代表方：保和丸加减。

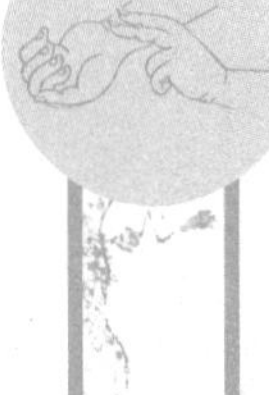

（3）痰饮内阻证

脉象：脉滑。

症状：呕吐清水痰涎，脘闷不食，头眩心悸，舌苔白腻。

证机：痰饮内停，中阳不振，胃气上逆。

治法：温中化饮，和胃降逆。

代表方：小半夏汤合苓桂术甘汤加减。

（4）肝气犯胃证

脉象：脉弦。

症状：呕吐吞酸，嗳气频繁，胸胁胀痛，舌质红，苔薄腻。

证机：肝气不疏，横逆犯胃，胃失和降。

治法：疏肝理气，和胃降逆。

代表方：四七汤加减。

2. 虚证

（1）脾胃气虚证

脉象：脉虚弦。

症状：食欲不振，食入难化，恶心呕吐，脘腹痞闷，大便不畅，舌苔白滑。

证机：脾胃气虚，纳运无力，胃虚气逆。

治法：健脾益气，和胃降逆。

代表方：香砂六君子汤加减。

（2）脾胃阳虚证

脉象：脉濡弱。

症状：饮食稍多即吐，时作时止，面色㿠白，倦怠乏力，喜暖恶寒，四肢不温，口干而不欲饮，大便溏薄，舌质淡。

证机：脾胃虚寒，失于温煦，运化失职。

治法：温中健脾，和胃降逆。

代表方：理中汤加减。

（3）胃阴不足证

脉象：脉细数。

症状：呕吐反复发作，或时作干呕，似饥而不欲食，口燥咽干，舌红少津。

证机：胃阴不足，胃失濡润，和降失司。

治法：滋养胃阴，降逆止呕。

代表方：麦门冬汤加减。

【预防调护】

生活起居方面，应起居有常，生活有节，避免风寒暑湿秽浊之邪的入侵。情志方面，要保持心情舒畅，避免精神刺激，对肝气犯胃者，尤当注意。饮食方面也应注意调理。脾胃素虚者，饮食不宜过多，同时勿食生冷瓜果等，禁服寒凉药物。若胃中有热者，忌食肥甘厚腻、辛辣、香燥、烟酒等物品，禁服温燥药物。尽量选择刺激性气味小的药物，否则随服随吐，更伤胃气。服药时应以少量频服为佳，以减少胃的负担。根据病人情况，以热饮较益，并可加入少量生姜或姜汁，以免格拒难下，逆而复出。

噎膈

【病因病机】

噎膈是指吞咽食物哽咽不顺，饮食难下，或纳而复出的疾患。噎即噎塞，指吞咽之时哽咽不顺；膈为格拒，指饮食不下。噎虽可单独出现，而又每为膈的前驱表现，故临床往往以“噎膈”并称。

西医学的食道癌、贲门癌、贲门痉挛、食管憩室、食管炎、食道狭窄、胃神经官能症等，均可参照本节内容辨证论治。

本病的发生，主要与七情内伤、酒食不节、久病年老有关，致使气、痰、瘀交阻，津气耗伤，胃失通降而成。

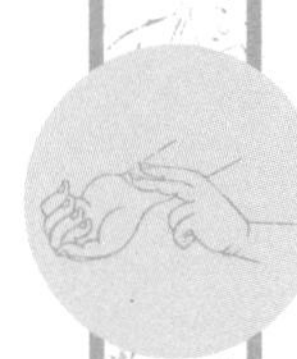

【辨证论治】

（1）痰气交阻证

脉象：脉弦滑。

症状：吞咽梗阻，胸膈痞满，甚则疼痛，情志舒畅时稍可减轻，情志抑郁时则加重，嗳气呃逆，呕吐痰涎，口干咽燥，大便艰涩，舌质红，

苔薄腻。

证机：肝气郁结，痰湿交阻，胃气上逆。

治法：开郁化痰，润燥降气。

代表方：启膈散加减。本方有理气化痰解郁、润燥和胃降逆之功效，适用于气滞痰阻之噎膈。

方解：郁金、砂仁壳、丹参开郁利气；沙参、贝母润燥化痰；茯苓健脾和中；杵头糠升清降浊；荷叶和胃降逆。

加减：嗳气呕吐明显者，酌加旋覆花、代赭石以增降逆和胃之力；泛吐痰涎甚多者，加半夏、陈皮以加强化痰之功，或含化玉枢丹；大便不通者，加生大黄、莱菔子，便通即止，防止伤阴；若心烦口干，气郁化火者，加山豆根、栀子、金果榄以增清热解毒之功效。

（2）瘀血内结证

脉象：脉细涩。

症状：饮食难下，或虽下而复吐出，甚或呕出物如赤豆汁，胸膈疼痛，固定不移，肌肤枯燥，形体消瘦，舌质紫暗。

证机：蓄瘀留着，阻滞食道，通降失司，肌肤失养。

治法：滋阴养血，破血行瘀。

代表方：通幽汤加减。本方有滋阴养血，破血行瘀作用，适用于瘀血内阻，食道不通，饮食不下，生化乏源，气血不能充养肌肤之噎膈。

方解：生地黄、熟地黄、当归滋阴养血；桃仁、红花、丹参、三七活血化瘀；五灵脂、乳香、没药活血破瘀止痛；海藻、昆布、贝母软坚化痰。

加减：瘀阻显著者，酌加三棱、莪术、炙穿山甲同煎服，增强其破结消癥之力；呕吐较甚，痰涎较多者，加海蛤粉、法半夏、瓜蒌等化痰止呕；呕吐物如赤豆汁者，另服云南白药化瘀止血；如服药即吐，难于下咽者，可先含化玉枢丹以开膈降逆，随后再服汤药。

（3）津亏热结证

脉象：脉细数。

症状：食入格拒不下，入而复出，甚则水饮难进，心烦口干，胃脘灼热，大便干结，形体消瘦，皮肤干枯，小便短赤，舌质红，干裂少津。

证机：气郁化火，阴津枯竭，虚火上逆，胃失和降。

治法：滋阴养血，润燥生津。

代表方：沙参麦冬汤加减。本方有滋阴养血、润燥生津的作用，适用于阴津枯竭，燥热内结之噎膈。

方解：沙参、麦冬、天花粉、玉竹滋阴养血；乌梅、芦根、白蜜生津润肠；竹茹、生姜汁化痰止吐；半枝莲清热解毒散结。

加减：胃火偏盛者，加山栀、黄连清胃中之火；肠腑失润，大便干结者，宜加火麻仁、瓜蒌润肠通便；烦渴咽燥，噎食不下，或食入即吐，吐物酸热者，改用竹叶石膏汤加大黄泄热存阴。

（4）气虚阳微证

脉象：脉细弱。

症状：水饮不下，泛吐多量黏液白沫，面浮足肿，面色㿠白，形寒气短，精神疲惫，腹胀，舌质淡，苔白。

证机：脾肾阳虚，中阳衰微，温煦失职，气不化津。

治法：温补脾肾。

代表方：补气运脾汤加减。本方具有补气健脾运中的作用，适用于脾肾阳虚，中阳衰微之噎膈证。

方解：黄芪、党参、白术、砂仁、茯苓、甘草温补脾气；陈皮、半夏、生姜、大枣降逆祛痰，和中养胃。

加减：胃虚气逆，呕吐不止者，可加旋覆花、代赭石和胃降逆；阳伤及阴，口干咽燥，形体消瘦，大便干燥者，可加石斛、麦冬、沙参滋养津液；泛吐白沫者，加吴茱萸、丁香、白蔻仁温胃降逆；阳虚明显者，加附子、肉桂、鹿角胶、肉苁蓉温补肾阳。

【预防调护】

改善不良饮食习惯，戒烟酒，避免进烫食、吃饭太快、咀嚼不足以及喜食酸菜、泡菜等。避免食用发霉的食物，如霉花生、霉玉米。减少食物中亚硝酸盐含量。及时治疗食管慢性疾病，如食管炎、食管白斑、贲门失弛缓症、食管疤痕性狭窄、憩室和食管溃疡等，防止癌变。加强

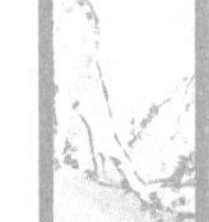

护理，嘱病人每餐进食后，可喝少量的温开水或淡盐水，以冲淡食管内积存的食物和黏液，预防食管黏膜损伤和水肿。保持心情舒畅，适当锻炼身体，增强体质。

呃逆

【病因病机】

呃逆是指胃气上逆动膈，以气逆上冲，喉间呃呃连声，声短而频，难以自制为主要表现的病证。

呃逆相当于西医学的单纯性膈肌痉挛，其他疾病如胃肠神经官能症、胃炎、胃扩张、胸腹腔肿瘤、肝硬化晚期、脑血管病、尿毒症，以及胃、食管手术后等所引起的膈肌痉挛之呃逆，均可参考本节辨证论治。

本病的病因多由饮食不当、情志不遂和正气亏虚等所致。胃失和降，气逆动膈是其主要病机。

【辨证论治】

（1）胃中寒冷证

脉象：脉迟缓。

症状：呃声沉缓有力，胸膈及胃脘不舒，得热则减，遇寒更甚，进食减少，喜食热饮，口淡不渴，舌苔白润。

分析：本证多因过食生冷或寒凉药物所致，胃气为寒邪所遏，失于和降，挟寒气上冲，气逆动膈。寒为阴邪，其性收引，故呃声沉缓有力；寒凝气滞，升降失和，故胸膈胃脘不舒，寒气得热则散，遇寒反增，故得热则减，遇寒更甚。脾胃运化失健，故进食减少；口淡不渴，喜食热饮，舌苔白润，脉迟缓均为胃中寒冷之象。

证机：寒蓄中焦，气机不利，胃气上逆。

治法：温中散寒，降逆止呃。

代表方：丁香散加减。本方能起到温中散寒降逆的作用，适用于呃声沉缓、得热则减、遇寒加重之呃逆。

方解：丁香、柿蒂降逆止呃；高良姜、干姜、荜茇温中散寒；香附、陈皮理气和胃。

加减：若寒气较重，脘腹胀痛者，加吴茱萸、肉桂、乌药散寒降逆；若寒凝食滞，脘闷嗳腐者，加莱菔子、半夏、槟榔行气降逆导滞；若寒凝气滞，脘腹痞满者，加枳壳、厚朴、陈皮以行气消痞；若气逆较甚，呃逆频作者，加刀豆子、旋覆花、代赭石以理气降逆。

（2）胃火上逆证

脉象：脉滑数。

症状：呃声洪亮有力，冲逆而出，口臭烦渴，多喜冷饮，脘腹满闷，大便秘结，小便短赤，苔黄燥。

分析：本证多由嗜食辛热之品，或过用温补药物，燥热内盛，邪热蕴结而成。实热蕴结胃肠，胃火上冲，火为阳邪，其性炎上，故呃声洪亮，冲逆而出；阳明热壅，伤筋耗液，故口臭烦渴，多喜冷饮；邪热内郁，肠间燥热，故大便秘结，小便短赤。苔黄燥，脉滑数均为胃热内盛之象。

证机：热积胃肠，腑气不畅，胃火上冲。

治法：清热和胃，降逆止呃。

代表方：竹叶石膏汤加减。本方有清热生津、和胃降逆的功效，用于治疗呃声洪亮、口臭烦渴、喜冷饮之呃逆。

方解：竹叶、生石膏清泻胃火；沙参（易原方人参）、麦冬养胃生津；半夏和胃降逆；粳米、甘草调养胃气；竹茹、柿蒂助降逆止呃之力。

加减：若腑气不通，痞满便秘者，可合用小承气汤通腑泄热，使腑气通，胃气降，呃自止；若胸膈烦热，大便秘结者，可用凉膈散以攻下泄热。

（3）气机郁滞证

脉象：脉弦。

症状：呃逆连声，常因情志不畅而诱发或加重，胸胁满闷，脘腹胀满，嗳气纳减，肠鸣矢气，苔薄白。

分析：本证多由情志失和，肝气郁结，逆乘肺胃，胃气上冲所致。

肝郁不解，气逆不降，上冲喉间，故呃逆连声；肝喜条达而恶抑郁，故常因情志不畅而诱发或加重；胁乃肝之分野，肝郁气滞，故胸胁满闷；肝气横逆犯胃，故脘腹胀满，嗳气纳减；气郁不散，下迫肠道故肠鸣矢气。苔薄白、脉弦为肝气郁滞之象。

证机：肝气郁滞，横逆犯胃，胃气上逆。

治法：顺气解郁，和胃降逆。

代表方：五磨饮子加减。本方有理气宽中的作用，适用于呃逆连声、因情志改变诱发之呃逆。

方解：木香、乌药解郁顺气；枳壳、沉香、槟榔宽中降气；丁香、代赭石降逆止呕。

加减：肝郁明显者，加川楝子、郁金疏肝解郁；若心烦口苦，气郁化热者，加栀子、黄连泄肝和胃；若气逆痰阻，昏眩恶心者，可用旋覆代赭汤加陈皮、茯苓，以顾气降逆，化痰和胃；若气滞日久成瘀，瘀血内结，胸胁刺痛，久呃不止者，可用血府逐瘀汤加减以活血化瘀。

（4）脾胃阳虚证

脉象：脉细弱。

症状：呃声低长无力，气不得续，泛吐清水，脘腹不适，喜温喜按，面色㿠白，手足不温，食少乏力，大便溏薄，舌质淡，苔薄白。

分析：本证多由各种原因损伤中阳，气机升降失常，气不顺行，虚气上逆所致。脾胃阳虚，虚而气逆，其势必缓，故呃声低沉无力，气不得续；胃中虚冷，故泛吐清水，脘腹不适，喜温喜按；脾胃虚弱，腐熟运化失职，故纳呆食少，大便溏薄，化源不足，则面色㿠白；脾主四肢，阳虚不能温煦，故手足不温。舌淡，苔薄白，脉细弱，均为脾胃阳气不足之象。

证机：中阳不足，胃失和降，虚气上逆。

治法：温补脾胃，和中降逆。

代表方：理中丸加减。本方温中健脾，降逆止呃，适用于呃声无力、喜温喜按、手足不温之呃逆。

方解：人参、白术、甘草甘温益气；干姜温中散寒；吴茱萸、丁香、柿蒂温胃平呃。

加减：若嗳腐吞酸，夹有食滞者，可加神曲、麦芽消食导滞；若脘腹胀满，脾虚气滞者，可加香附、木香理气化浊；若呃声难续，气短乏力，中气大亏者，可加黄芪、党参补益中气；若病久及肾，肾阳亏虚，形寒肢冷，腰膝酸软，呃声难续者，为肾失摄纳，可加肉桂、紫石英、补骨脂、山萸肉、刀豆子补肾纳气。

（5）胃阴不足证

脉象：脉细数。

症状：呃声短促而不得续，口干咽燥，烦躁不安，不思饮食，或食后饱胀，大便干结，舌质红，苔少而干。

分析：阴液耗伤，胃失濡润，难以和降，虚火上炎，故呃声短促，虚逆之气上冲无力，故呃声不连续；津液耗伤，虚热内扰，故口干咽燥，烦躁不安；阴液不足，胃失濡润，受纳失职，则不思饮食，或食后饱胀，大便干结。舌质红，苔少而干，脉细数均为阴虚之象。

证机：阴液不足，胃失濡养，气失和降。

治法：养胃生津，和胃止呃。

代表方：益胃汤合橘皮竹茹汤加减。前方养胃生津，用于胃阴不足，口干咽燥，舌干红少苔者；后方益气清热，和胃降逆，用于胃虚有热，气逆不降而致呃逆者。

方解：沙参、麦冬、玉竹、生地黄甘寒生津，滋养胃阴；橘皮、竹茹、枇杷叶、柿蒂和胃降气，降逆平呃。

加减：若咽喉不利，阴虚火旺，胃火上炎者，可加石斛、芦根以养阴清热；若神疲乏力，气阴两虚者，可加党参或西洋参、山药以益气生津。

【预防调护】

应保持情绪舒畅，避免暴怒、过喜等不良情志刺激。注意寒温适宜，避免外邪侵袭。饮食宜清淡，忌生冷、辛辣、肥腻之品，避免饥饱无常，发作时应进食易消化食物。

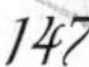

腹痛

【病因病机】

腹痛是指胃脘以下，耻骨毛际以上的部位发生疼痛为主要表现的病证，多由脏腑气机不利、经脉失养而成。

感受外邪，饮食所伤，情志失调及素体阳虚等，均可导致气机阻滞、脉络痹阻或经脉失养而发生腹痛。

【辨证论治】

（1）寒邪内阻证

脉象：脉沉紧。

症状：腹痛急起，剧烈拘急，得温痛减，遇寒痛甚，恶寒身倦，手足不温，口淡不渴，小便清长，大便自可，苔白腻。

证机：寒邪凝滞，中阳被遏，脉络痹阻。

治法：温里散寒，理气止痛。

代表方：良附丸合正气天香散加减。

方解：高良姜、干姜、紫苏温中散寒；乌药、香附、陈皮理气止痛。或用附子粳米汤温中降逆；或乌头桂枝汤温里散寒；或暖肝煎暖肝散寒等。还可辨证选用附子理中丸、乌梅丸、温脾汤。

（2）湿热壅滞证

脉象：脉滑数。

症状：腹部胀痛，痞满拒按，胸闷不舒，烦渴引饮，便秘或黏滞不爽，身热自汗，小便短赤，苔黄腻或黄燥。

证机：湿热内结，气机壅滞，腑气不通。

治法：通腹泄热，行气导滞。

代表方：大承气汤加减。

方解：大黄苦寒泄热，攻下燥屎，芒硝软坚破结；厚朴、枳实破气导滞，消除痞满。

（3）中脏虚寒证

脉象：脉沉细。

症状：腹痛绵绵，时作时止，喜热恶冷，痛时喜按，饥饿、劳累后加重，反之缓解，神疲乏力，气短懒言，形寒肢冷，胃纳不佳，面色无华，大便溏薄，舌淡，苔薄白。

证机：中阳不振，气血不足，失于温养。

治法：温中补虚，缓急止痛。

代表方：小建中汤加减。

方解：桂枝、饴糖、生姜、大枣温中补虚；芍药、甘草缓急止痛。尚可加黄芪、茯苓、人参、白术等助益气健脾之力，加吴茱萸、干姜、川椒等助散寒理气之功。

加减：若腹中大寒疼痛，呕吐肢冷者，可用大建中汤温中散寒；若腹痛下痢，脉微肢冷，脾肾阳虚者，可用附子理中汤；若大肠虚寒，积冷便秘者，可用温脾汤；若中气大虚，少气懒言者，可用补中益气汤。还可辨证选用当归四逆汤、黄芪健中汤等。

（4）饮食停滞证

脉象：脉滑。

症状：脘腹胀满，疼痛拒按，嗳腐吞酸，厌食，痛而欲泻，泻后痛减，或便秘，苔厚腻。

证机：食滞内停，运化失司，胃肠不和。

治法：消食导滞，理气止痛。

代表方：枳实导滞丸加减。

方解：大黄、枳实、神曲消食导滞；黄芩、黄连、泽泻清热化湿；白术、茯苓健脾和胃。

加减：可加木香、莱菔子、槟榔以助消食理气之功；食滞较轻者，可用保和丸消食化滞。

（5）气机郁滞证

脉象：脉弦。

症状：脘腹疼痛，胀满不舒，攻蹿两胁，痛引少腹，时聚时散，嗳气或矢气则舒，遇情志变化加剧，苔薄白。

证机：肝气郁结，气机不畅，疏泄失司。

治法：疏肝解郁，理气止痛。

代表方：柴胡疏肝散　　　。

方解：柴胡、枳壳、香附、陈皮疏肝理气；芍药、甘草缓急止痛；川芎行气活血。

（6）瘀血阻滞证

脉象：脉细涩。

症状：少腹疼痛，痛势较剧，痛如针刺，甚则尿有血块，经久不愈，舌紫暗。

证机：瘀血内停，气机阻滞，脉络不通。

治法：活血化瘀，和络止痛。

代表方：少腹逐瘀汤。

方解：当归、川芎、赤芍养血活血；蒲黄、五灵脂、没药、元胡化瘀止痛；小茴香、肉桂、干姜温经止痛。

加减：若腹部术后作痛，可加泽兰、红花；若跌扑损伤作痛，可加丹参、王不留行，或吞服三七粉、云南白药；若下焦蓄血，大便色黑，可用桃核承气汤；若胁下积块，疼痛拒按，可用隔下逐瘀汤。

【预防调护】

平素宜饮食有节，忌暴饮暴食，忌食生冷、不洁之食物，少食过于辛辣、油腻之品。饭前洗手，细嚼慢咽。饭后不宜立即参加体育活动。宜卧床休息，进食易消化、富有营养的饮食。虚寒者宜进热食；热证者宜进温食；食积腹痛者宜暂禁食或少食。

泄泻

【病因病机】

泄泻是以排便次数增多，粪质稀溏或完谷不化，甚至泻出如水样为主症的病证。一年四季均可发病，有季节性，但以夏秋两季为多见。

西医学的急性肠炎、慢性肠炎、胃肠功能紊乱、肠结核等肠道疾病以腹泻为主要表现者，均可参考本节辨证治疗。

本病的病因为感受外邪，饮食所伤，情志不调，禀赋不足，及久病脏腑虚弱等，其主要病机是脾虚湿盛，脾胃运化功能失调，肠道分清泌浊、传导功能失司。

【辨证论治】

1. 暴泻

（1）寒湿内盛证

脉象：脉濡缓。

症状：泻下清稀，甚如水样，腹痛肠鸣，常兼外感症状，舌苔白或白腻。

证机：寒湿内盛，脾失健运，清浊不分。

治法：芳香化湿，解表散寒。

代表方：藿香正气散。

（2）湿热伤中证

脉象：脉滑数或濡数。

症状：腹痛即泻，泻下急迫，粪质恶臭，肛门灼热，舌红，苔黄或黄腻。

证机：湿热壅滞，损伤脾胃，传化失常。

治法：清热利湿。

代表方：葛根黄芩黄连汤。

（3）食滞肠胃证

脉象：脉滑。

症状：腹痛肠鸣，泻下粪便臭如败卵，泻后痛减，舌苔垢浊或厚腻。

证机：宿食内停，阻滞肠胃，传化失司。

治法：消食导滞。

代表方：保和丸。

2. 久泻

（1）脾胃虚弱证

脉象：脉细弱。

症状：大便时泻时溏，反复迁延不愈，伴倦怠乏力，面色萎黄，舌淡，苔白。

证机：脾虚失运，清浊不分。

治法：健脾益气，化湿止泻。

代表方：参苓白术散。

加减：久病体弱，中气下陷者，加健脾益气之品；久泻者，当加固涩之品，桃花汤。

注意：温补切勿过早，以免“闭门留寇”。治病久泻，切莫过虑，不可“邀功心切”，分清步骤，在祛除外邪之后，再加温补固涩之品。

（2）肾阳虚衰证

脉象：脉沉细。

症状：每于黎明之前脐腹作痛，肠鸣即泻，完谷不化，泻后则安，形寒肢冷，腰膝酸软，舌淡，苔白。

证机：命门火衰，脾失温煦。

治法：温肾健脾，固涩止泻。

方药：四神丸加减。本方有温肾暖脾、固涩止泻的作用，宜治疗命门火衰，泻下完谷，形寒肢冷，腰膝酸软等症。

方解：补骨脂温补肾阳；肉豆蔻、吴茱萸温中散寒；五味子收敛止泻。

加减：若脐腹冷痛，可加理中丸温中健脾；若年老体衰，久泻不止，脱肛，为中气下陷，可加黄芪、党参、白术、升麻益气升阳；亦可合桃花汤收涩止泻。

（3）肝气乘脾证

脉象：脉细弦。

症状：腹痛即泻，腹中雷鸣，多因情志诱，平素有胸胁胀闷，嗳气食少，矢气频作，舌淡，苔薄白或薄腻。

证机：肝气不舒，横逆犯脾，脾失健运。

治法：抑肝扶脾。

代表方：痛泻要方。

加减：胀痛者，加利气之品，如柴胡、枳壳、香附；脾虚者，加黄芪、党参、扁豆；久泻者，加乌梅、诃子。

【预防调护】

起居有常，注意调畅情志，保持乐观心志。饮食有节，以清淡、富有营养、易消化食物为主，可食用一些对消化吸收有帮助的食物，如山楂、山药、莲子、扁豆、芡实等。急性泄泻病人要给予流质或半流质饮食，忌食辛热炙煿、肥甘厚味、荤腥油腻食物。对牛奶、面筋等不耐受者，宜禁食牛奶或面筋。若泄泻而耗伤胃气者，可给予淡盐汤、饭汤、米粥以养胃气。若虚寒腹泻者，可予淡姜汤饮用，以振奋脾阳，调和胃气。

痢疾

【病因病机】

痢疾是以大便次数增多，腹痛，里急后重，痢下赤白黏冻为主症的疾病。

本病相当于现代医学的急、慢性细菌性痢疾，阿米巴痢疾及部分炎症性肠病（如急性血吸虫感染、血吸虫肉芽肿、肠结核、慢性非特异性溃疡性结肠炎、克隆病、过敏性结肠炎、肠癌等），可参考本内容辨治。

本病病因有外感时邪疫毒和饮食不节两个方面，病机主要是邪蕴肠腑，气血壅滞，传导失司，脂络受伤而成痢疾。

【辨证论治】

（1）湿热痢

脉象：脉滑数。

症状：腹部疼痛，里急后重，痢下赤白脓血，黏稠如胶冻，腥臭，肛门灼热，小便短赤，舌苔黄腻。

证机：湿热蕴结，熏灼肠道，气血壅滞，脂络伤损。

治法：清肠化湿，调气和血。

代表方：芍药汤加减。

（2）疫毒痢

脉象：脉滑数或微欲绝。

症状：起病急骤，壮热口渴，头痛烦躁，恶心呕吐，大便频频，痢下鲜紫脓血，腹痛剧烈，里急后重明显，甚则神昏惊厥，舌质红绛，舌苔黄燥。

证机：疫邪热毒，壅盛肠道，燔灼气血。

治法：清热解毒，凉血除积。

代表方：白头翁汤合芍药汤加减。

（3）寒湿痢

脉象：脉濡缓。

症状：腹痛拘急，痢下赤白黏冻，白多赤少，或纯为白冻，里急后重，口淡乏味，脘胀腹满，头身困重，舌质淡，舌苔白腻。

证机：寒湿客肠，气血凝滞，传导失司。

治法：温中燥湿，调气和血。

代表方：不换金正气散加减。

（4）阴虚痢

脉象：脉细数。

症状：痢下赤白，日久不愈，脓血黏稠，或下鲜血，脐下灼痛，虚坐努责，食少，心烦口干，舌质红少津，苔少或无苔。

证机：阴虚湿热，肠络受损。

治法：养阴和营，清肠化湿。

代表方：黄连阿胶汤合驻车丸加减。

（5）虚寒痢

脉象：脉沉细而弱。

症状：腹部隐痛，缠绵不已，喜按喜温，痢下赤白清稀，无腥臭，或为白冻，甚则滑脱不禁，肛门坠胀，便后更甚，形寒畏冷，四肢不温，食少神疲，腰膝酸软，舌淡，苔薄白。

证机：脾肾阳虚，寒湿内生，阻滞肠腑。

治法：温补脾肾，收涩固脱。

代表方：桃花汤合真人养脏汤。

（6）休息痢

脉象：脉濡软或虚数。

症状：下痢时发时止，迁延不愈，常因饮食不当、受凉、劳累而发，发时大便次数增多，夹有赤白黏冻，腹胀食少，倦怠嗜卧，舌质淡，苔腻。

证机：病久正伤，邪恋肠腑，传导不利。

治法：温中清肠，调气化滞。

代表方：连理汤加减。

【预防调护】

对于具有传染性的细菌性及阿米巴痢疾，应采取积极有效的预防措施，以控制痢疾的传播和流行。在痢疾流行季节，可适当食用生蒜瓣，每次 1 ~ 3 瓣，每日 2 ~ 3 次，或将大蒜瓣放入菜食之中食用。亦可用适量马齿苋、绿豆煎汤饮用，对防止感染亦有一定作用。痢疾病人须适当禁食，待病情稳定后，予清淡饮食为宜，忌食油腻荤腥之品。

便秘

【病因病机】

便秘是指粪便在肠内滞留过久，秘结不通，排便周期延长，或周期不长，但粪质干结，排出艰难，或粪质不硬，虽有便意，但便而不畅的病症。

本病类似于西医学的功能性便秘，同时肠道易激综合征、肠炎恢复期、肠蠕动减弱引起的便秘、直肠及肛门疾病引起的便秘、药物性便秘、内分泌及代谢性疾病的便秘，以及肌力减退所致的排便困难等，均可参照本内容辨证论治，并结合辨病处理。

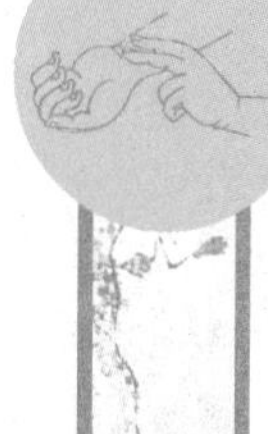

本病的病因有饮食不节、情志失调、外邪犯胃、禀赋不足等，主要病机是热结、气滞、寒凝、气血阴阳亏虚引起肠道传导失司所致。

【辨证论治】

1. 实秘

（1）肠胃积热证

脉象：脉滑数。

症状：大便干结，腹胀腹痛，口干口臭，面红心烦，或有身热，小便短赤，舌红，苔黄燥。

证机：肠胃积热，津伤便结。

治法：泄热导滞，润肠通便。

代表方：麻子仁丸加减。本方有润肠泄热、行气通便的作用，适用于肠胃燥热，津液不足之便秘。

方解：大黄、枳实、厚朴通腑泄热；麻子仁、杏仁、白蜜润肠通便。芍药养阴和营。

加减：若津液已伤者，可加生地黄、玄参、麦冬以滋阴生津。若肺热气逆，咳喘便秘者，可加瓜蒌仁、苏子、黄芩清肺降气以通便；兼郁怒伤肝，易怒目赤者，加服更衣丸以清肝通便；燥热不甚，或药后大便不爽者，可用青麟丸以通腑缓下，以免再秘；若热势较盛，痞满燥屎坚者，可用大承气汤急下存阴。

（2）气机郁滞证

脉象：脉弦。

症状：大便干结，或不甚干结，欲便不得出，或便而不爽，肠鸣矢气，腹中胀痛，嗳气频作，纳食减少，胸胁痞满，舌苔薄腻。

证机：肝脾气滞，腑气不通。

治法：顺气导滞。

代表方：六磨汤加减。本方有调肝理脾、通便导滞的作用，适用于气机郁滞，大肠传导失职之便秘。

方解：木香调气，乌药顺气，沉香降气。大黄、槟榔、枳实破气行滞。

加减：若腹部胀痛甚者，可加厚朴、柴胡、莱菔子以助理气之功；若便秘腹痛，舌红苔黄者，气郁化火，可加黄芩、栀子、龙胆草清肝泻火。若跌仆损伤，腹部术后，便秘不通，属气滞血瘀者，可加红花、赤芍、桃仁等活血化瘀。

（3）阴寒积滞证

脉象：脉弦紧。

症状：大便艰涩，腹痛拘急，胀满拒按，胁下偏痛，手足不温，呃逆呕吐，舌苔白腻。

证机：阴寒内盛，凝滞胃肠。

治法：温里散寒，通便止痛。

代表方：大黄附子汤加减。本方有温散寒凝、泻下冷积的作用，适用于寒积里实所致的便秘。

方解：附子温里散寒；大黄荡涤积滞；细辛散寒止痛。

加减：若便秘腹痛者，可加枳实、厚朴、木香助泻下之力；若腹部冷痛、手足不温者，加干姜、小茴香增散寒之功；若心腹绞痛，口噤暴厥，属大寒积聚者，可用三物备急丸攻逐寒积。

2.虚秘

（1）气虚秘

脉象：脉弱。

主症：大便并不干硬，虽有便意，但排便困难，用力努挣则汗出短气，便后乏力，面白神疲，肢倦懒言，舌淡，苔白。

证机：脾肺气虚，传送无力。

治法：益气润肠。

代表方：黄芪汤加减。本方有补益脾肺、润肠通便的作用，适用于脾肺气虚，大肠传导无力，糟粕内停所致的便秘。

方解：黄芪补脾肺之气；麻仁、白蜜润肠通便；陈皮理气。

加减：若乏力汗出者，可加白术、党参助补中益气之功；若排便困难、腹部坠胀者，可合用补中益气汤升提阳气；若气息低微，懒言少动者，可加用生脉散补肺益气；若肢倦腰酸者，可用大补元煎滋补肾气。

（2）血虚秘

脉象：脉细。

症状：大便干结，面色无华，头晕目眩，心悸气短，健忘，口唇色淡，舌淡，苔白。

证机：血液亏虚，肠道失荣。

治法：养血润燥。

代表方：润肠丸加减。本方有养血滋阴、润肠通便的作用，适用于阴血不足，大肠失于濡润之便秘。

方解：当归、生地黄滋阴养血；麻仁、桃仁润肠通便；枳壳引气下行。

加减：若面白、眩晕甚者，加玄参、何首乌、枸杞子养血润肠；若手足心热，午后潮热者，可加知母、胡黄连等以清虚热；若阴血已复，便仍干燥者，可用五仁丸润滑肠道。

（3）阴虚秘

脉象：脉细数。

症状：大便干结，如羊屎状，形体消瘦，头晕耳鸣，两颧红赤，心烦少眠，潮热盗汗，腰膝酸软，舌红，少苔。

证机：阴津不足，肠失濡润。

治法：滋阴通便。

代表方：增液汤加减。本方有滋阴增液、润肠通便的作用，适用于阴津亏虚，肠道失濡之便秘。

方解：玄参、麦冬、生地黄滋阴生津；当归、石斛、沙参滋阴养血，润肠通便。

加减：若口干面红，心烦盗汗者，可加芍药、玉竹助养阴之力；若胃阴不足，口干口渴者，可用益胃汤；若肾阴不足，腰膝酸软者，可用六味地黄丸；若阴亏燥结，热盛伤津者，可用增液承气汤增水行舟。

（4）阳虚秘

脉象：脉沉迟。

症状：大便干或不干，排出困难，小便清长，面色㿠白，四肢不温，腹中冷痛，或腰膝酸冷，舌淡，苔白。

证机：阳气虚衰，阴寒凝结。

治法：温阳通便。

代表方：济川煎加减。本方有温补肾阳、润肠通便的作用，适用于阳气虚衰，阴寒内盛，积滞不行之便秘。

方解：肉苁蓉、牛膝润肠通便，温补脾阳；当归养血润肠；升麻、泽泻升清降浊；枳壳宽肠下气。

加减：若老人腹冷便秘，可用半硫丸通阳开秘；若脾阳不足，阴寒冷积，可用温脾汤温通脾阳。

【预防调护】

忌过食辛辣炙博，宜多食蔬菜瓜果，常服蜂蜜、牛乳。保持心情舒畅，克服对排便困难的忧虑，增加体力活动，切勿养成服药通便的依赖思想。

第十二章 辨脉诊治肝胆系病证

胁痛

【病因病机】

胁，指胁肋部，为腋下至第十二肋骨之间的总称。胁痛是指以一侧或两侧胁肋部疼痛为主要表现的病证。

本病多见于现代医学的急性肝炎、慢性肝炎、胆囊炎、胆石症、胰腺炎、神经官能症、肋间神经痛、软组织挫扭伤及部分胸膜炎等。

胁痛的病因有情志不遂、饮食不节、跌仆损伤、久病体虚等。本病的基本病机为肝络失和，病理变化可归结为“不通则痛”与“不荣则痛”两类。其病理性质有虚实之分，病理因素不外乎气滞、血瘀、湿热三者，因肝郁气滞、瘀血阻络、湿热蕴结所导致的胁痛多属实证，是为“不通则痛”。而因阴气不足，肝络失养所导致的胁痛则为虚证，属“不荣则痛”。

【辨证论治】

（1）肝郁气滞证

脉象：脉弦。

症状：胁肋胀痛，走窜不定，甚则引及胸背肩臂，疼痛多因情志而增减，胸闷腹胀，嗳气频作，得嗳气而胀痛稍舒，纳少口苦，舌苔薄白。

证机：肝失条达，气机郁滞，络脉失和。

治法：疏肝理气。

代表方：柴胡疏肝散加减。本方功用疏肝解郁，理气止痛，适用于肝郁气滞，气机不畅之胁痛。

方解：柴胡、枳壳、香附、川楝子疏肝理气，解郁止痛；白芍、甘草养血柔肝，缓急止痛；川芎、郁金活血行气通络。

（2）肝胆湿热证

脉象：脉弦滑数。

症状：胁肋胀痛或灼热疼痛，口苦口黏，胸闷纳呆，恶心呕吐，小便黄赤，大便不畅，或兼有身热恶寒，身目发黄，舌红，苔黄腻。

证机：湿热蕴结，肝胆失疏，络脉失和。

治法：清热利湿。

代表方：龙胆泻肝汤加减。本方具有清利肝胆湿热的功用，适用于肝胆湿热而致的胁痛。

方解：龙胆草清利肝胆湿热；山栀、黄芩清肝泻火；川楝子、枳壳、元胡疏肝理气止痛；泽泻、车前子渗湿清热。

（3）瘀血阻络证

脉象：脉沉涩。

症状：胁肋刺痛，痛有定处，痛处拒按，入夜痛甚，胁肋下或有癥块，舌质紫暗。

证机：瘀血停滞，肝络痹阻。

治法：祛瘀通络。

代表方：血府逐瘀汤或复元活血汤加减。前方功用活血化瘀，行气止痛，适用于因气滞血瘀，血行不畅所导致的胸胁刺痛，日久不愈者；后方具有祛瘀通络、消肿止痛之作用，适用于因跌打外伤所致胁下积瘀肿痛，痛不可忍者。

方解：当归、川芎、桃仁、红花活血化瘀，消肿止痛；柴胡、枳壳疏肝调气，散瘀止痛；制香附、川楝子、郁金善行血中之气，行气活血，使气行血畅；牛膝散瘀活血止痛。

（4）肝络失养证

脉象：脉细弦而数。

症状：胁肋隐痛，悠悠不休，遇劳加重，口干咽燥，心中烦热，头晕目眩，舌红，少苔。

证机：肝肾阴亏，精血耗伤，肝络失养。

治法：养阴柔肝。

代表方：一贯煎加减。本方功用滋阴柔肝止痛，适用于因肝肾阴虚，肝络失养而导致的胁肋隐痛，口燥咽干诸症。

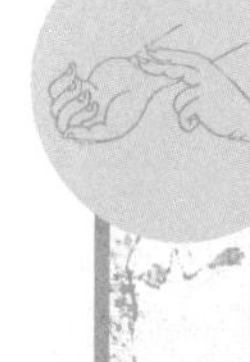

方解：生地黄、枸杞、黄精、沙参、麦冬滋补肝肾，养阴柔肝；当归、白芍、炙甘草滋阴养血，柔肝缓急；川楝子、元胡疏肝理气止痛。

【预防调护】

调节情志，保持心情舒畅。调理饮食，勿过食甘肥辛辣酒热之物。避免外邪入侵，增强体质，避免外伤。已患胁痛者注意休息，防止过劳。调畅情志，以使肝气流畅。积极治疗，促使早日康复。

黄疸

【病因病机】

黄疸是以目黄、身黄、小便黄为主症的一种病证。目睛黄染尤为本病的重要特征。本病包括阳黄、阴黄和急黄，常与胁痛、鼓胀、癥积等并见。

本病与西医所述“黄疸”意义相同，相当于西医学的肝细胞性黄疸、阻塞性黄疸、溶血性黄疸。病毒性肝炎、肝硬化、胆石症、胆囊炎、钩端螺旋体病及某些消化系统肿瘤以及出现黄疸的败血症等，若以黄疸为主要表现者，均可参照本节辨证施治。

本病病因主要有外感时邪、饮食所伤、脾胃虚弱及肝胆结石、积块瘀阻等。起病初期时有类似感冒症状，并伴有胃肠不适症状。黄疸首辨阳黄、阴黄、急黄。阳黄之辨，宜辨湿热轻重。

	阳黄	急黄	阴黄
发病时间	急	急骤	缓
病程长短	短	短	长
主症特征（色泽）	黄色鲜明	疸色如金	黄色晦暗
兼症	身热、口干苦、舌苔黄腻、脉弦细	神昏、发斑、出血	纳少、乏力、舌淡、脉沉迟或细缓
病性	湿热	湿热疫毒郁而化火	寒湿
预后	佳	救治得当则佳	不良
病势判断	轻	危	重

阳黄		
类别	热重于湿型	湿重于热型
色泽	黄色鲜明	黄色欠鲜明
兼症	心中懊侬 腹部胀闷 口干而苦 恶心呕吐 小便短少黄赤 大便秘结	头重身困 胸脘痞满 食欲减退 恶心呕吐 腹胀或大便溏垢
舌	苔黄腻	苔厚腻微黄
脉	弦数	濡数或濡缓

黄疸的治疗原则主要为化湿邪，利小便。化湿可以退黄，湿热当清热化湿，必要时还应通利腑气。寒湿应健脾温化。利小便主要通过淡渗利湿达到退黄的目的。《金匮要略》说："诸病黄家，但利其小便。"急黄热毒炽盛，邪入心营者，又当以清热解毒、凉营开窍为主。阴黄脾虚湿滞者，治以健脾养血，利湿退黄。

【辨证论治】

1. 阳黄

(1) 热重于湿证

脉象：脉弦数。

症状：身目俱黄，黄色鲜明，发热口渴，或见心中懊侬，腹部胀闷，口干而苦，恶心呕吐，小便短少黄赤，大便秘结，舌苔黄腻。

证机：湿热熏蒸，困遏脾胃，壅滞肝胆，胆汁泛溢。

治法：清热通腑，利湿退黄。

代表方：茵陈蒿汤加减。

方解：茵陈蒿为清热利湿退黄之要药；栀子、大黄、黄柏、连翘、清热泻下；茯苓、滑石、车前草利湿清热。

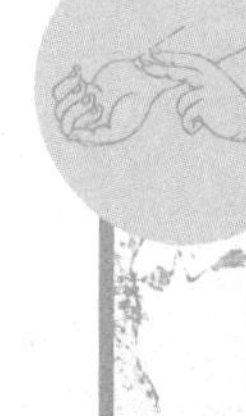

加减：如胁痛较甚者，可加柴胡、郁金、川楝子、延胡索等疏肝理气止痛；如热毒内盛，心烦懊侬者，可加黄连、龙胆草以增强清热解毒作用；如恶心呕吐者，可加橘皮、竹茹、半夏等和胃止呕。

（2）湿重于热证

脉象：脉濡数或濡缓。

症状：身目俱黄，黄色不及前者鲜明，头重身困，胸脘痞满，食欲减退，恶心呕吐，腹胀或大便溏垢，舌苔厚腻微黄。

证机：湿遏热伏，中焦受困，胆汁不循常道，溢于肌肤。

治法：利湿化浊运脾，佐以清热。

代表方：茵陈五苓散合甘露消毒丹加减。

方解：藿香、白蔻仁、陈皮芳香化浊，行气健脾；茵陈蒿、车前子、茯苓、苡仁、黄芩、连翘利湿热退黄。

加减：如湿阻气机，胸腹痞胀，呕恶纳差等较著者，加苍术、厚朴、半夏以健脾燥湿，行气和胃；如邪郁肌表，寒热头痛者，宜先用麻黄连翘赤小豆汤疏表清热，利湿退黄，方中麻黄、藿香疏表化湿，连翘、赤小豆、桑白皮清热利湿解毒，甘草和中。

（3）胆腑郁热证

脉象：脉弦滑数。

症状：身目发黄，黄色鲜明，上腹右胁胀闷疼痛，牵引肩背，身热不退，或寒热往来，口苦咽干，呕吐呃逆，小便黄赤，大便秘结，舌红，苔黄。

证机：湿热砂石瘀滞，脾胃不和，肝胆失疏，胆汁泛溢肌肤。

治法：疏肝泄热，利胆退黄。

代表方：大柴胡汤加减。本方有疏肝利胆、通腑泄热的作用，适用于肝胆失和，胃腑结热之证。

方解：柴胡、黄芩、半夏和解少阳，和胃降逆；大黄、枳实通腑泄热；郁金、佛手、茵陈、山栀疏肝利胆退黄；白芍、甘草缓急止痛。

加减：若砂石阻滞者，可加金钱草、海金砂、玄明粉利胆化石；恶心呕逆明显者，加厚朴、竹茹、陈皮和胃降逆。

（4）疫毒炽盛证（急黄）

脉象：脉弦数或弦细数。

症状：发病急骤，黄疸迅速加深，其色如金，高热口渴，胁痛腹满，神昏谵语，烦躁抽搐，或见衄血、便血，或肌肤瘀斑，舌质红绛，苔黄而燥。

证机：湿热疫毒炽盛，深入营血，内陷心肝。

治法：清热解毒，凉血开窍。

代表方：《千金》犀角散加味。

方解：犀角（用水牛角代）、黄连、栀子、大黄、板蓝根、生地黄、玄参、牡丹皮清热凉血解毒；茵陈、土茯苓利湿热清退黄。

加减：如神昏谵语者，加服安宫牛黄丸以凉开透窍；如动风抽搐者，加用钩藤、石决明，另服羚羊角粉或紫雪丹，以息风止痉；如衄血、便血、肌肤瘀斑重者，可加黑地榆、侧柏叶、紫草、茜根炭等凉血止血；如腹大有水，小便短少不利者，可加马鞭草、木通、白茅根、车前草，并另吞琥珀、蟋蟀、沉香粉通利小便。

2. 阴黄

（1）寒湿阻遏证

脉象：脉濡缓或沉迟。

症状：身目俱黄，黄色晦暗，或如烟熏，脘腹痞胀，纳少，大便不实，神疲畏寒，口淡不渴，舌淡苔腻。

证机：中阳不振，寒湿滞留，肝胆失于疏泄，胆汁外溢肌肤。

治法：温中化湿，健脾和胃。

代表方：茵陈术附汤加减。本方温化寒湿，用于寒湿阻滞之阴黄。

方解：附子、白术、干姜温中健脾化湿；茵陈、茯苓、泽泻、猪苓利湿退黄。

加减：若脘腹胀满、胸闷呕恶显著者，可加苍术、厚朴、半夏、陈皮；若湿浊不清，气滞血结，胁下疼痛，腹部胀满，肤色苍黄或黧黑者，可加服硝石矾石散。

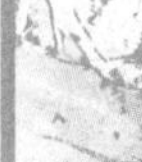

（2）脾虚湿滞证

脉象：脉濡细。

症状：面目及肌肤淡黄，甚则晦暗不泽，肢软乏力，心悸气短，大便溏薄，舌质淡，苔薄。

证机：黄疸日久，脾失健运，气血亏虚，湿滞残留。

治法：健脾养血，利湿退黄。

代表方：黄芪建中汤加减。本方可温中补虚，调养气血，适用于气血亏虚，脾胃虚寒之证。

方解：黄芪、桂枝、生姜、白术益气温中；当归、白芍、甘草、大枣补养气血；茵陈、茯苓利湿退黄。

加减：如气虚乏力明显者，应重用黄芪，并加党参以增强补气作用；畏寒肢冷，舌淡者，宜加附子温阳祛寒；心悸不宁，脉细而弱者，加熟地黄、何首乌、酸枣仁等补血养心。

3. 黄疸消退后的调治

（1）湿热留恋证

脉象：脉濡数。

症状：脘痞腹胀，胁肋隐痛，饮食减少，口中干苦，小便黄赤，苔腻。

证机：湿热留恋，余邪未清。

治法：清热利湿。

代表方：茵陈四苓散加减。

方解：茵陈、黄芩、黄柏清热化湿；茯苓、泽泻、车前草淡渗利湿；苍术、苏梗、陈皮化湿行气宽中。

（2）肝脾不调证

脉象：脉细弦。

症状：脘腹痞闷，肢倦乏力，胁肋隐痛不适，饮食欠香，大便不调，舌苔薄白。

证机：肝脾不调，疏运失职。

治法：调和肝脾，理气助运。

代表方：柴胡疏肝散或归芍六君子汤加减。前方偏重于疏肝理气，用于肝脾气滞者；后方偏重于调养肝脾，用于肝血不足，脾气亏虚者。

方解：当归、白芍、柴胡、枳壳、香附、郁金养血疏肝；党参、白术、茯苓、山药益气健脾；陈皮、山楂、麦芽理气助运。

（3）气滞血瘀证

脉象：脉涩。

症状：胁下结块，隐痛、刺痛不适，胸胁胀闷，面颈部有赤丝红纹，舌有紫斑或紫点。

证机：气滞血瘀，积块留着。

治法：疏肝理气，活血化瘀。

代表方：逍遥散合鳖甲煎丸。

方解：柴胡、枳壳、香附疏肝理气；当归、赤芍、丹参、桃仁、莪术活血化瘀。并服鳖甲煎丸，以软坚消积。

【预防调护】

要讲究卫生，避免不洁食物，注意饮食节制，勿过嗜辛热、甘肥食物，应戒酒类、饮料。对有传染性的病人，从发病之日起至少隔离30～45天，并注意餐具消毒。注射用具及手术器械宜严格消毒，避免血液制品的污染，防止血液途径传染。注意起居有常，不妄作劳，顺应四时变化，以免正气损伤，邪气乘袭。有传染性的黄疸病流行期间，可进行预防服药。

本病的调护，在发病初期，急黄病人须绝对卧床，恢复期和转为慢性久病病人，可适当参加体育活动。保持心情愉快舒畅，有助于病情康复。进食富有营养而易消化的饮食，以补脾益肝。禁食辛热、油腻、酒辣之品，防止助湿生热，碍脾运化。密切观察脉证变化，若出现黄疸加深，或出现斑疹吐衄、神昏痉厥，应考虑热毒耗阴动血，邪犯心肝，属病情恶化之兆。如出现脉象微弱欲绝，或散乱无根，神志恍惚，烦躁不安，为正气欲脱之征象，均须及时救治。

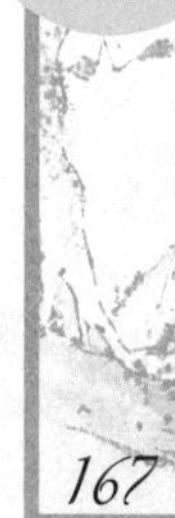

积聚

【病因病机】

积聚是腹内结块，或痛或胀的病证。积属有形，结块固定不移，痛有定处，病在血分，是为脏病；聚属无形，包块聚散无常，痛无定处，病在气分，是为腑病。

现代医学中，凡多种原因引起的肝脾肿大、腹腔及盆腔肿瘤等，多属“积”之范畴；胃肠功能紊乱、痉挛，幽门梗阻等疾病所致的包块，则属“聚”的范畴。

积聚的发生，多因情志失调，饮食所伤，寒邪内犯，及他病之后，肝脾受损，脏腑失和，气机阻滞，瘀血内结而成。

【辨证论治】

1. 聚证

（1）肝气郁结证

脉象：脉弦。

症状：腹中结块柔软，攻窜胀痛，时聚时散，脘胁胀闷不适，苔薄。

证机：肝失疏泄，腹中气结成块。

治法：疏肝解郁，行气散结。

代表方：逍遥散合本香顺气散（《沈氏尊生书》）加减。前方疏肝解郁，健脾养血，适用于肝气郁结，脾弱血虚者；后方疏肝行气，温中化湿，适用于寒湿中阻，气机壅滞者。

方解：柴胡、当归、白芍、甘草、生姜、薄荷疏肝解郁；香附、青皮、枳壳、郁金、台乌药行气散结。

加减：如胀痛甚者，加川楝子、延胡索、木香理气止痛；如兼瘀象者，加元胡、莪术活血化瘀；如寒湿中阻，腹胀，舌苔白腻者，可加苍术、厚朴、陈皮、砂仁、桂心等温中化湿。

（2）食滞痰阻证

脉象：脉弦滑。

症状：腹胀或痛，腹部时有条索状物聚起，按之胀痛更甚，便秘，纳呆，舌苔腻。

证机：虫积、食滞、痰浊交阻，气聚不散，结而成块。

治法：理气化痰，导滞散结。

代表方：六磨汤（《证治准绳》）。本方行气化痰，导滞通便，适用于痰食交阻，脘腹胀痛，胸闷气逆，大便秘结等症。

方解：大黄、槟榔、枳实导滞通便；沉香、木香、乌药行气化痰。

加减：若食积较甚者，酌加山楂、莱菔子以消食化积；痰湿较重者，则加半夏、陈皮以降逆化痰；若因蛔虫结聚，阻于肠道者，可加使君子、苦楝皮，或配服乌梅丸驱虫安蛔。

2. 积证

（1）气滞血阻证

脉象：脉弦。

症状：腹部积块，固定不移，胀痛不适，质软不坚，胸胁胀满，舌苔薄，舌有紫斑或紫点。

证机：气滞血瘀，脉络不和，积而成块。

治法：理气消积，活血散瘀。

代表方：柴胡疏肝散合失笑散加减。前方偏于行气活血止痛，适用于癥积气滞血阻，疼痛不适者；也可选用大七气汤，本方重在祛寒散结，行气消瘀，适用于癥积气滞血阻兼有寒象者。

方解：柴胡、青皮、川楝子行气止痛；丹参、延胡索、蒲黄、五灵脂活血散瘀。

加减：若兼烦热口干，舌红，脉细弦者，加牡丹皮、山栀、赤芍、黄芩等凉血清热；如腹中冷痛，畏寒喜温，舌苔白，脉缓者，可加肉桂、吴茱萸、当归等温经祛寒散结。

（2）瘀血内结证

脉象：脉细涩。

症状：腹部积块明显，质地较硬，固定不移，隐痛或刺痛，形体消瘦，纳少，面色晦暗黧黑，面颈胸臂或有血痣赤缕，女子可见月事不下，舌质紫或有瘀斑瘀点。

证机：瘀结成块，正气渐损，脾运不健。

治法：祛瘀软坚，兼调脾胃。

代表方：膈下逐瘀汤加减，酌情配用鳖甲煎丸或六君子汤。膈下逐瘀汤重在活血行气，消积止痛，为本证的主方；鳖甲煎丸（《金匮要略》）化瘀软坚，兼顾正气，如积块大而坚硬，可配合服用；六君子汤旨在调补脾胃，可与以上两方间服，达到攻补兼施的目的。

方解：当归、川芎、桃仁、三棱、莪术、石见穿活血化瘀消积；香附、乌药、陈皮行气止痛；人参、白术、黄精、甘草健脾扶正。

加减：如积块疼痛者，加五灵脂、延胡索、佛手片活血行气止痛；如痰瘀互结，舌苔白腻者，可加白芥子、半夏、苍术等化痰散结药物。

（3）正虚瘀结证

脉象：脉细数或弦细。

症状：久病体弱，积块坚硬，隐痛或剧痛，饮食减少，消瘦，面色萎黄或黧黑，甚则面肢浮肿，舌质淡紫，或光剥无苔。

证机：瘀积日久，中虚失运，气血衰少。

治法：补益气血，活血化瘀。

代表方：八珍汤合化积丸加减。八珍汤补气益血；化积丸活血化瘀，软坚消积。

方解：人参、白术、茯苓、甘草补气；三棱、莪术、阿魏、瓦楞子、五灵脂活血化瘀消癥；当归、白芍、地黄、川芎益血；香附、槟榔行气活血。

加减：若阴伤较甚，头晕目眩，舌光无苔，脉象细数者，可加生地、北沙参、枸杞、石斛；如牙龈出血、鼻衄者，酌加山栀、牡丹皮、白茅根、茜草、三七等凉血化瘀止血；若畏寒肢肿，舌淡白，脉沉细者，加黄芪、附子、肉桂、泽泻等以温阳益气，利水消肿。

【预防调护】

饮食有节，起居有时，注意冷暖，调畅情志，保持正气充沛，气血流畅。积聚病人更要避免饮食过量，忌食生冷油腻，以免寒湿积滞，损伤脾胃。阴伤出血者，要忌食辛辣酒热之品，防止进一步伤阴动血。

鼓胀

【病因病机】

鼓胀是指腹部胀大如鼓的一类病证。临床以腹部胀大，皮色苍黄，脉络显露为特征。鼓胀为临床较为常见多发的病证，多由黄疸、胁痛、肝癌等失治，气血水瘀积于腹中而成。历代医家对本病的防治十分重视，把它列为“风、痨、鼓、膈”的大顽症之一，说明本病为临床重症，治疗棘手。

本病的临床表现类似西医学所指的肝硬化腹水，包括病毒性肝炎，血吸虫病，胆汁性、酒精性营养不良性等多种原因导致的肝硬化腹水，以及其他疾病出现的腹水，如结核性腹膜炎腹水、丝虫病乳糜样腹水、肝癌、腹腔内晚期恶性肿瘤、慢性缩管性心包炎、肾病综合征等引起的腹水，均可参考本节内容辨证论治。

酒食不节，如嗜酒过度，或恣食甘肥厚味，酿湿生热，蕴聚中焦，壅阻气机，湿浊内聚，遂成鼓胀。情志刺激，如忧思郁怒，伤及肝脾，肝失疏泄，气机滞涩，日久由气及血，络脉瘀阻，肝气横逆，脾运失健，则水湿内停，气、血、水壅结而成鼓胀。虫毒感染，如血吸虫感染，虫毒阻络，脉道不通，久延失治，肝脾两伤，形成癥积；气滞络瘀，清浊相混，水液停聚，乃成鼓胀。病后续发，如黄疸日久，湿邪蕴阻，肝脾受损，气滞血瘀；或癥积不愈，气滞血结，脉络壅塞，水湿不化；或久泻久痢，气阴耗伤，肝脾受损，气血滞涩，水湿停留等，均可形成鼓胀。

【辨证论治】

（1）气滞湿阻证

脉象：脉弦细。

症状：腹胀按之不坚，伴胁胀，食后胀甚，得嗳气、矢气稍减，舌苔薄白腻。

证机：肝郁气滞，脾运不健，湿浊中阻。

治法：疏肝理气，运脾利湿。

代表方：柴胡疏肝散合胃苓汤加减。

（2）水湿困脾证

脉象：脉弦迟。

症状：腹大胀满，按之如束裹水，脘腹痞胀，困倦懒动，尿少便溏，舌苔白腻。

证机：湿邪困遏，脾阳不振，寒水内停。

治法：温中健脾，行气利水。

代表方：实脾饮加减。

（3）水热蕴结证

脉象：脉弦数。

症状：腹大坚满，脘腹胀急，烦热口苦，身目发黄，尿赤便秘，舌边尖红，苔黄腻。

证机：湿热壅盛，蕴结中焦，浊水内停。

治法：清热利湿，攻下逐水。

代表方：中满分消丸合茵陈蒿汤。

（4）瘀结水留证

脉象：脉细涩。

症状：脘腹坚满，青筋显露，胁痛如针刺，面色晦暗，舌紫暗。

证机：肝脾瘀结，络脉滞涩，水气停留。

治法：活血化瘀，行气利水。

代表方：调营饮。

（5）阳虚水盛证

脉象：脉沉细无力。

症状：腹大胀满，形似蛙腹，朝宽暮急，神倦怯寒，肢冷浮肿，舌体胖，苔白。

证机：脾肾阳虚，不能温运，水湿内聚。

治法：温补脾肾，化气利水。

代表方：附子理苓汤或济生肾气丸。

（6）阴虚水停证

脉象：脉弦细数。

症状：腹大胀满，口燥咽干，心烦失眠，齿鼻衄血，舌红绛少津，苔少。

证机：肝肾阴虚，津液失布，水湿内停。

治法：滋肾柔肝，养阴利水。

代表方：六味地黄丸合一贯煎加减。

【预防调护】

宜进食清淡、富有营养而且易于消化之物，粗硬食物易损络动血，故应禁止食用。食盐有凝涩水湿之弊，故鼓胀病人宜低盐饮食；小便量少时，则应忌盐。调畅情志，安心休养，避免过劳。加强护理，注意冷暖，防止正虚邪袭。

瘿病

【病因病机】

瘿病是以颈前下方喉结两旁呈弥漫性肿大或有结块为主要临床特征的一类疾病。"瘿病"又称"瘿气""瘿瘤""瘿囊""影袋"等。

以甲状腺肿大为主要临床表现的疾病可参考本节辨证论治，如单纯甲状腺肿、甲状腺功能亢进症、甲状腺炎、甲状腺腺瘤、甲状腺癌等。

本病的病因主要是情志内伤、饮食及水土失宜，也与体质因素有密切关系。其基本病机是气滞、痰凝、血瘀壅结颈前。

【辨证论治】

（1）气郁痰阻证

脉象：脉弦。

症状：颈前喉结两旁结块肿大，质软不痛，颈部觉胀，胸闷气短，善太息，闷闷不乐，情志抑郁，或兼胸胁窜痛，病情常随情志波动，苔薄白。

证机：气机郁滞，痰浊壅阻，凝结颈前。

治法：理气舒郁，化痰消瘿。

代表方：四海舒郁丸。

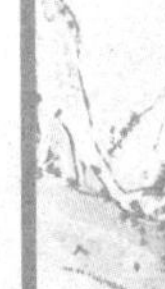

方解：昆布、海带、海螵蛸、海蛤壳、浙贝母化痰软坚，消瘿散结；郁金、青木香、青陈皮疏肝理气。

（2）痰结血瘀证

脉象：脉弦或涩。

症状：颈前喉结两旁结块肿大，按之较硬或有结节，肿块经久未消，胸闷不舒，情志不畅，食欲不佳，舌质暗或紫，苔薄白或白腻。

证机：痰气交阻，血脉瘀滞，搏结成瘿。

治法：理气活血，化痰消瘿。

代表方：海藻玉壶汤。

方解：海藻、昆布、海带化痰软坚，消瘿散结；青皮、陈皮、半夏、胆南星、浙贝母、连翘、甘草理气化痰散结；当归、赤芍、川芎、丹参养血活血。

（3）肝火旺盛证

脉象：脉弦数。

症状：颈前喉结两旁轻度或中度肿大，一般柔软光滑，容易出汗，性情急躁易怒，眼球突出，手指颤抖，面红目赤，口苦咽干，小便色黄，大便泄泻，舌质红，苔薄黄。

证机：痰气交阻，气郁化火，壅结颈前。

治法：清肝泻火，消瘿散结。

代表方：栀子清肝汤合消瘰丸加减。

方解：柴胡疏肝解郁；栀子、牡丹皮清肝泻火；当归养血活血；白芍柔肝；配合牛蒡子散热利咽；生牡蛎、浙贝母化痰软坚散结；玄参滋阴降火。

（4）心肝阴虚证

脉象：脉弦细数。

症状：颈前喉结两旁结块或大或小，质软，病起较缓，心悸不宁，心烦少寐，易出汗手指颤动，眼干目眩，倦怠乏力，性情急躁，舌质红，苔少或无苔，舌体颤动。

证机：气火内结日久，心肝之阴耗伤。

治法：滋阴降火，宁心柔肝。

代表方：天王补心丹或一贯煎加减。

方解：生地黄、沙参、玄参、麦冬、天冬养阴清热；人参、茯苓益气宁心；当归、枸杞子养肝补血；丹参、酸枣仁、柏子仁、五味子、远志养心安神；川楝子疏肝理气。

【预防调护】

因水土失宜所致者，应注意饮食调摄，在容易发生瘿病的地区，可经常食用海带、加碘食盐。病人应保持精神愉快，防止情志内伤。在病程中，要密切观察瘿肿的形态、大小、质地软硬及活动度等方面的变化。

疟疾

【病因病机】

疟疾是感受疟邪所引起的以寒战、壮热、头痛、汗出、休作有时为临床特征的一类疾病。本病多发生于夏秋季节，但其他季节亦可发生。我国长江流域以南气温高，湿度大，故尤为多见。

本节内容相当于西医学中的疟疾，对于非感受"疟邪"而表现为寒热往来、似疟非疟的类疟疾患，如回归热、黑热病、病毒性感染以及部分血液系统疾病等，亦可参照本病辨治。

本病的发生，主要是因感受“疟邪”，正虚邪乘所致。疟邪通过蚊虫传播人体。夏秋暑湿之际，正是蚊毒、疟邪肆虐之时，若人体被疟蚊叮吮后，疟邪则入侵致病。体质强壮者，感受疟邪后不一定发病。若饮食劳倦，起居失宜，正气耗伤，营卫空虚，复感风寒、暑湿或瘴毒之气，疟邪乘虚而动，即可发病。

【辨证论治】

（1）正疟

脉象：脉弦。

症状：寒战壮热，休作有时。常先有呵欠乏力，继则寒战鼓颔，寒罢则内外皆热。每日或间日或三日发作一次，头痛面赤，口渴引饮，终

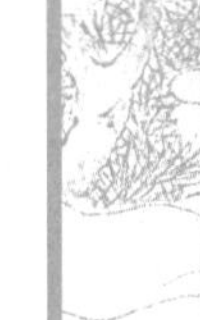

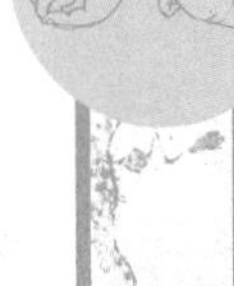

则遍身汗出，热退身凉，舌红，苔薄白或黄腻。

证机：疟邪伏于少阳与营卫相搏，正邪交争。

治法：祛邪截疟，和解表里。

代表方：柴胡截疟饮或截疟七宝饮加减。两方均有祛邪截疟作用。但前方兼能和解表里，导邪外出，主治疟疾寒热往来，休作有时；后方偏重化痰散结，理气和中，用于疟疾痰湿困中，恶心较著，舌苔浊腻者。

方解：柴胡、黄芩和解少阳；常山、草果、槟榔、半夏化痰截疟；生姜、红枣调和营卫，兼顾胃气。

（2）温疟

脉象：脉弦数。

症状：发作时热多寒少，汗出不畅，头痛，骨节酸痛，口渴引饮，便秘尿赤，舌红，苔黄。

证机：阳热素盛，疟邪与营卫相搏，里热炽盛。

治法：清热解表，和解祛邪。

代表方：白虎加桂枝汤或白虎加人参汤加减。两方均系白虎汤加味而成，具有清热祛邪作用。但前方兼有疏表散寒，适用于温疟而有外邪束表，骨节酸痛者；后方加人参益气生津，适用于温疟热势较盛，津气两伤，热多寒少，或但热不寒者。

方解：生石膏、知母、黄芩清泄邪热；柴胡、青蒿、桂枝和解疏表；常山截疟祛邪。

（3）寒疟

脉象：脉弦。

症状：发作时热少寒多，口不渴，胸闷脘痞，神疲体倦，舌苔白腻。

证机：素体阳盛，疟邪入侵，寒湿内盛。

治法：和解表里，温阳达邪。

代表方：柴胡桂枝干姜汤加减。本方功能和解表里，温阳达邪，用于寒多热少或但热不寒之寒疟。

方解：柴胡、黄芩和解少阳；桂枝、干姜、甘草温阳达邪；常山、草果、槟榔、厚朴、青皮、陈皮散寒燥湿，化痰截疟。

（4）热瘴

脉象：脉洪数或弦数。

症状：热甚寒微，或壮热不寒，头痛，肢体烦疼，面红目赤，胸闷呕吐，烦渴饮冷，大便秘结，小便热赤，甚至神昏谵语，舌质红绛，苔黄腻或垢黑。

证机：热邪瘴毒内盛，邪陷心包。

治法：解毒除瘴，清热保津。

代表方：清瘴汤加减。本方清热解毒，除瘴截疟，用于热瘴热甚寒微或壮热不寒者。

方解：黄芩、黄连、知母、金银花、柴胡清热解毒除瘴；常山、青蒿截疟祛邪；半夏、竹茹和胃化痰；碧玉散清利湿热。

（5）冷瘴

脉象：脉弦。

症状：寒甚热微，或但寒不热，或呕吐腹泻，甚则嗜睡不语，神志昏蒙，舌苔厚腻色白。

证机：寒湿瘴毒内盛，蒙蔽心窍。

治法：解毒除瘴，芳化湿浊。

代表方：加味不换金正气散。本方燥湿化浊，除瘴截疟，用于冷瘴见有寒甚热微或但寒不热，呕吐腹泻者。

方解：苍术、厚朴、陈皮、藿香、半夏、佩兰、荷叶燥湿化浊，健脾理气；槟榔、草果截疟除湿；石菖蒲豁痰宣窍。

（6）劳疟

脉象：脉细弱。

症状：疟疾迁延日久，每遇劳累辄易发作，发时寒热较轻，面色萎黄，倦怠乏力，短气懒言，纳少自汗。舌质淡。

证机：疟邪久留，气血耗伤。

治法：益气养血，扶正祛邪。

代表方：何人饮加减。本方功能补气养血，用于气血亏虚，久疟不已，面色萎黄，倦怠者。

方解：何首乌、人参、白术、当归、白芍补益气血；陈皮理气和中；生姜、红枣调和营卫；青蒿、常山祛邪截疟。

【预防调护】

加强灭蚊、防蚊措施，做好环境卫生，管理好家畜。疟疾发作期应卧床休息。寒战时加盖衣被，注意保暖，多饮热开水；发热时减去衣被。如高热不退，可予冷敷，或针刺合谷、曲池等穴。瘴疟神志昏迷者，应加强护理，注意观察病人体温、脉搏、呼吸、血压和神志变化，予以适当处理。汗出后用温水擦身，换去湿衣，避免吹风。服药宜在疟发前 2 小时，发作时不宜服药或进食。饮食以易于消化、富有营养之流质或半流质为宜。久疟要注意休息，加强饮食调补，如多进食瘦肉、猪肝、桂圆、红枣等。有疟母者，可食用甲鱼滋阴软坚，有助于痞块的消散。

第十三章 辨脉诊治肾系病证

水肿

【病因病机】

水肿是体内水液潴留，泛溢肌肤，表现以头面、眼睑、四肢、腹背，甚至全身浮肿为特征的一类病证。

病因

本病病因有风邪袭表，疮毒内犯，外感水湿，饮食不节及禀赋不足，久病劳倦。其病机为肺失通调，脾失转输，肾失开阖，三焦气化不利。

【辨证论治】

（1）阳水

1. 风水相搏证

脉象：偏于风寒者，脉浮滑或浮紧；偏于风热者，脉浮滑数。

症状：失有发热、恶风，继则眼睑浮肿，来势迅速，编及全身，多有肢节酸楚，小便不利。偏于风热者，伴咽喉红肿疼痛，舌质红；偏于风寒者，兼恶寒，咳喘，舌苔薄白。

治法：疏风清热，宣肺行水。

代表方：越婢加术汤加减。

方解：麻黄宣肺，生石膏清肺泄热，白术健脾制水，使肺气宣通，水湿下行，则风水自退；甘草、生姜、大枣调和营卫。

2. 湿毒浸淫证

脉象：脉浮数或滑数。

症状：眼睑浮肿，延及全身，皮肤光亮，尿少色赤，身发疮痍，甚则溃烂，恶风发热，舌质红，苔薄黄。

治法：宣肺解毒，利湿消肿。

代表方：麻黄连翘赤小豆汤合五味消毒饮加减。

方解：前方中麻黄、杏仁、桑白皮等宣肺行水；连翘清热散结；赤小豆利水消肿。后方中金银花、野菊花、蒲公英、紫花地丁、紫背天葵加强清解湿毒之力。

3. 水湿浸渍证

脉象：脉沉缓。

症状：全身水肿，下肢明显，按之没指，小便短少，起病缓慢，病程较长，身体困重，胸闷，纳呆，泛恶，苔白腻。

治法：醒脾化湿，通阳利水。

代表方：五皮饮合胃苓汤加减。

方解：前方以桑白皮、陈皮、大腹皮、茯苓皮、生姜皮化湿利水；后方以苍术、厚朴燥湿醒脾，白术、茯苓健脾化湿，猪苓、泽泻利尿消肿，桂枝通阳化气。

4. 湿热壅盛证

脉象：脉沉数或濡数。

症状：遍体浮肿，皮肤绷紧光亮，胸脘痞闷，烦热口渴，小便短赤，或大便干结，舌红，苔黄腻。

治法：分利湿热。

代表方：疏凿饮子加减。

方解：商陆通利二便，佐槟榔、大腹皮以行气导水；茯苓皮、泽泻、木通、椒目、赤小豆利水，使在里之水从二便下行；羌活、秦艽疏风透表，使在表之水从汗外泄。

（2）阴水

1. 脾阳虚衰证

脉象：脉沉缓或沉弱。

症状：身肿日久，腰以下为甚，按之凹陷不易恢复，脘腹胀闷，纳减便溏，面色不华，神疲乏力，四肢倦怠，小便短少，舌质淡，苔白腻或白滑。

治法：健脾温阳利水。

代表方：实脾饮加减。

方解：干姜使中焦健运，脾阳振奋，温化水湿；附子温肾助阳；白术、茯苓健脾和中，渗湿利水；木瓜祛湿利水；厚朴宽肠降逆；木香调理脾胃；大腹皮利水消肿；甘草调和诸药；生姜、大枣益脾和中。

2. 肾阳衰微证

脉象：脉沉细或沉迟无力。

症状：水肿反复，面浮身肿，腰以下为甚，按之凹陷不起，尿量减少或反多，腰酸冷痛，四肢厥冷，怯寒神疲，面色苍白或灰暗，甚者心悸胸闷，喘促难卧，腹大胀满，舌质淡胖，苔白。

治法：温肾助阳，化气行水。

代表方：济生肾气丸合真武汤加减。

方解：肉桂、附子温补肾阳；白术、茯苓、泽泻、车前子通利小便；生姜温散水寒之气；白芍调和营阴；牛膝引药下行，直趋下焦，强壮腰膝。

3. 瘀水互结证

脉象：脉弦细或沉涩。

症状：水肿延久不退，肿势轻重不一，四肢或全身浮肿，以下肢为主，皮肤瘀斑，腰部刺痛，或伴血尿，舌紫暗，苔白。

治法：活血祛瘀，化气行水。

代表方：桃红四物汤合五苓散加减。

方解：桃仁、红花、当归、赤芍活血化瘀；川芎活血行气，调畅气血，以助活血之功；桂枝、茯苓、猪苓、泽泻利水渗湿。

加减：对于久病水肿者，虽无明显瘀阻之象，常配合活血化瘀法，《医门法律·胀病诸方》载用当归、大黄、桂心、赤芍等药，现代临床上亦常合用益母草、泽兰、桃仁、红花等药，以加强利尿消肿的效果。

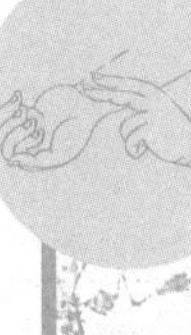

【预防调护】

避免感受风邪，并可常服玉屏风散等，以提高机体抗病能力。避免水湿外侵，避免居住潮湿、淋雨涉水。注意调摄饮食，水肿病人应忌盐，肿势重者应予无盐饮食，轻者予低盐饮食（每日食盐量 3 ~ 4 克），肿退之后，亦应注意饮食不可过咸。保持皮肤清洁，避免搔抓皮肤，在洗澡时防止擦伤皮肤。水肿期间，应严格记录每日水液的出入量，每日测量体重、腹围，以了解水肿的进退消长。若每日尿量少于 500 毫升时，要警惕癃闭的发生。坚持治疗，定期随访。劳逸结合，调节情志，避免过度劳累，节制房事，避免不良的精神刺激。

淋证

【病因病机】

淋证是指以小便频数短涩，淋沥刺痛，小腹拘急引痛为主症的病证。

根据本病的临床表现，类似于西医学的急、慢性尿路感染，泌尿道结核，尿路结石，急、慢性前列腺炎，乳糜尿以及尿道综合征等疾病，凡是具有淋证特征者，均可参照本病内容辨证论治。

【辨证论治】

（1）热淋

脉象：脉滑数。

症状：小便频数短涩，灼热刺痛，溺色黄赤。少腹拘急胀痛，寒热起伏，口苦，呕恶，腰痛拒按，大便秘结，舌质红，苔黄腻。

证机：湿热蕴结下焦，膀胱气化失司。

治法：清热利湿通淋。

代表方：八正散加减。本方有清热解毒、利湿通淋的功效，适用于湿热熏蒸下焦之热淋。

方解：瞿麦、萹蓄、车前子、滑石、萆薢利湿通淋；大黄、黄柏、蒲公英、紫花地丁清热解毒。

（2）石淋

脉象：实证脉弦或数；虚证脉细弱或细数。

症状：尿中夹砂石，排尿涩痛，或排尿时突然中断，尿道窘迫疼痛，少腹拘急，或腰腹绞痛难忍，甚则牵及外阴，尿中带血。实证声高有力，大便不爽；虚证面色少华，精神委顿，少气乏力，或伴腰腹隐痛，手足心热。实证舌质红，苔薄黄；虚证舌质淡，边有齿印，或舌红少苔。

证机：湿热蕴结下焦，尿液煎熬成石，膀胱气化失司。

治法：清热利湿，排石通淋。

代表方：石韦散加减。本方清热利湿，排石通淋，适用于各种石淋。

方解：瞿麦、萹蓄、通草、滑石清热利湿通淋；金钱草、海金砂、鸡内金、石韦排石化石；穿山甲、虎杖、王不留行、牛膝活血软坚；青皮、乌药、沉香理气导滞。

（3）血淋

脉象：脉滑数。

症状：实证表现为小便热涩刺痛，尿色深红，或夹有血块，小腹或尿道疼痛胀满，突然加剧；虚证表现为尿色淡红，尿痛涩滞不甚。实证舌尖红，苔黄；虚证舌质淡红，苔薄黄或少苔。

证机：湿热下注膀胱，热甚灼络，迫血妄行。

治法：实证宜清热通淋，凉血止血；虚证宜滋阴清热，补虚止血。

代表方：实证用小蓟饮子加减；虚证用知柏地黄丸。

方解：小蓟、生地黄、白茅根、旱莲草凉血止血；木通、生草梢、山栀、滑石清热泻火通淋；当归、蒲黄、土大黄、三七、马鞭草通络止血。

（4）气淋

脉象：实证脉沉弦；虚证脉细而无力。

症状：实证表现为郁怒之后，小便涩滞，淋沥不宣，少腹胀满疼痛，心烦易怒；虚证表现为尿有余沥。舌淡，苔薄白。

证机：气机郁结，膀胱气化不利。

治法：实证宜利气疏导；虚证宜补中益气。

代表方：实证用沉香散加减；虚证用补中益气汤。

方解：沉香、青皮、乌药、香附疏肝理气；石韦、滑石、冬葵子、车前子利水通淋。

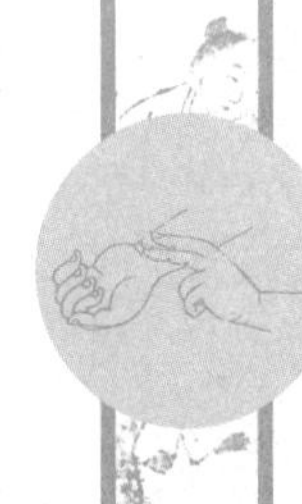

（5）膏淋

脉象：实证脉濡数；虚证脉细弱无力。

症状：实证表现为小便混浊乳白或如米泔水，上有浮油，置之沉淀，或伴有絮状凝块物，或混有血液、血块，尿道热涩疼痛，尿时阻塞不畅，口干；虚证表现为病久不已，反复发作，淋出如脂，涩痛较轻，但形体日渐消瘦，头昏乏力，腰膝酸软。实证舌质红，苔黄腻；虚证舌质淡，苔腻。

证机：湿热下注，阻滞络脉，脂汁外溢。

治法：实证宜清热利湿，分清泄浊；虚证宜补虚固摄。

代表方：实证用程氏萆薢分清饮加减；虚证用膏淋汤。

方解：萆薢、石菖蒲、黄柏、车前子清热利湿；白术、茯苓健脾除湿；莲子芯、丹参清心活血通络。

（6）劳淋

脉象：脉虚弱。

症状：小便不甚赤涩，溺痛不甚，但淋沥不已，时作时止，遇劳即发。腰膝酸软，神疲乏力，病程缠绵，舌质淡。

证机：湿热留恋，脾肾两虚，膀胱气化无权。

治法：补脾益肾。

代表方：无比山药丸加减。本方健脾益肾，用于久淋导致脾肾两虚的劳淋。

方解：党参、黄芪、淮山药、莲子肉补气健脾；茯苓、薏苡仁、泽泻、扁豆衣化湿利水；山茱萸、菟丝子、芡实、金樱子、煅牡蛎益肾固摄。

【预防与调护】

多饮水，不憋尿，注意外阴清洁，加强日常调护。

癃闭

【病因病机】

癃闭是以小便量少，排尿困难，甚则小便闭塞不通为主症的一种病证。其中小便不畅，点滴而短少，病势较缓者称为癃；小便闭塞，点滴不通，病势较急者称为闭。癃与闭都是指排尿困难，只是在程度上有差别，因此多合称为癃闭。癃闭之名，首见于《内经》。《素问·宣明五气》曰："膀胱不利为癃，不约为遗溺。"

孙思邈在《千金要方》中载有用导尿术治小便不通的方法，这是世界上最早关于导尿术的记载。王焘在《外台秘要》中载有小便不通方剂十三首，小便不利方剂九首，还载有用盐及艾灸等外治法治疗癃闭的论述。朱丹溪根据辨证施治的精神，运用探吐法来治疗小便不通，并将探吐一法譬之滴水之器，闭其上窍，则下窍不通，开其上窍，则下窍必利。明代张景岳将癃闭与淋证分开论治。

本病病因主要有外邪侵袭，饮食不节，情志内伤，瘀浊内停和体虚久病。其病机为膀胱气化功能失调。

【辨证论治】

（1）膀胱湿热证

脉象：脉数。

症状：小便点滴不通，或量极少而短赤灼热，小腹胀满。口苦口黏，或口渴不欲饮，或大便不畅，舌质红，苔黄腻。

证机：湿热壅结下焦，膀胱气化不利。

治法：清热利湿，通利小便。

代表方：八正散加减。

方解：黄柏、山栀、大黄、滑石清热利湿；瞿麦、萹蓄、茯苓、泽泻、车前子通利小便。

（2）肺热壅盛证

脉象：脉数。

症状：小便不畅或点滴不通，咽干，烦渴欲饮，呼吸急促，或有咳嗽，舌红，苔薄黄。

证机：肺热壅盛，失于肃降，不能通调水道，无以下输膀胱。

治法：清肺热、利水道。

代表方：清肺饮加减。

方解：黄芩、桑白皮、鱼腥草清泄肺热；麦冬、芦根、天花粉、地骨皮清肺生津养阴；车前子、茯苓、泽泻、猪苓通利小便。

（3）肝郁气滞证

脉象：脉弦。

症状：小便不通，或通而不爽，情志抑郁，或多烦善怒，胁腹胀满，舌红，苔薄黄。

证机：肝气失于疏泄，三焦气机失宣，膀胱气化不利。

治法：疏利气机，通利小便。

代表方：沉香散加减。

方解：沉香、橘皮、柴胡、青皮、乌药疏肝理气；当归、王不留行、郁金行下焦气血；石韦、车前子、冬葵子、茯苓通利小便。

（4）浊瘀阻滞证

脉象：脉涩。

症状：小便点滴而下，或尿如细线，甚则阻塞不通，小腹胀满疼痛，舌紧暗，或有瘀点。

证机：瘀血败精，阻塞尿路，水道不通。

治法：行瘀散结，通利水道。

代表方：代抵挡丸加减。

方解：当归尾、山甲片、桃仁、莪术活血化瘀；大黄、芒硝、郁金通瘀散结；肉桂、桂枝助膀胱气化。

（5）脾气不升证

脉象：脉细。

症状：小腹坠胀，时欲小便而不得出，或量少而不畅，神疲乏力，食欲不振，气短而语声低微，舌淡，苔薄。

证机：脾虚运化无力，升清降浊失职。

治法：补中益气，升提利尿。

代表方：补中益气汤合春泽汤加减。前方益气升清，用于中气下陷所致诸病；后方益气通阳利水，用于气阳虚损，不能化水，口渴而小便不利之证。二方合用益气升清，通阳利水，适用于中气下陷之癃闭。

方解：人参、党参、黄芪、白术益气健脾；桂枝、肉桂通阳以助膀胱气化；升麻、柴胡升提中气。

（6）肾阳衰惫证

脉象：脉沉细而弱。

症状：小便不通或点滴不爽，排出无力，面色皖白，神气怯弱，畏寒肢冷，腰膝冷而酸软无力，舌淡胖，苔薄白。

证机：肾中阳气虚衰，气化不及州都。

治法：温补肾阳，化气利尿。

代表方：济生肾气丸加减。

方解：附子、肉桂、桂枝温肾通阳；地黄、山药、山茱萸补肾滋阴；车前子、茯苓、泽泻利尿。

【预防调护】

锻炼身体，提高自身抗病能力，生活起居要有规律。保持心情舒畅，保持乐观平和的心态，消除紧张情绪，避免不良精神刺激，切忌忧思恼怒。消除外邪入侵和湿热内生的有关因素，如过食肥甘、辛辣、醇酒，或忍尿、纵欲过度等。老年人尽量减少使用抗胆碱类药，如阿托品、颠茄等，以免癃闭的发生。早期治疗淋证、水肿、尿路肿块、结石等疾患。对一般病人，要及时补充体液，维持体内液体的平衡。保证病人每日尿量在2500毫升以上。

阳痿

【病因病机】

阳痿是指成年男子性交时，由于阴茎痿软不举，或举而不坚，或坚而不久，无法进行正常性生活的病证。但对发热、过度劳累、情绪反常等因素造成的一时性阴茎勃起障碍，不能视为病态。

阳痿有一部分是精神因素造成的，也有一部分是病理性的。根据本病的临床特点，西医学中各种功能及器质性疾病造成的阳痿，可参照本节辨证论治。

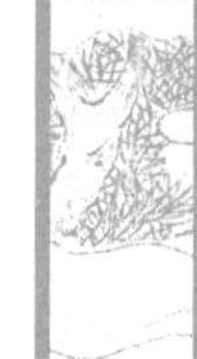

本病的病因主要有劳伤久病，饮食不节，七情所伤，外邪侵袭。其基本病机为肝、肾、心、脾受损，经脉空虚，或经络阻滞，导致宗筋失养而发为阳痿。

【辨证论治】

（1）命门火衰证

脉象：脉沉细。

症状：阳事不举，或举而不坚，精薄清冷，神疲倦怠，畏寒肢冷，面色㿠白，头晕耳鸣，腰膝酸软，舌淡胖，苔薄白。

证机：命门火衰，精气虚冷，宗筋失养。

治法：温肾壮阳。

代表方：赞育丸加减。本方温补肾阳，兼以滋养肾阴，适用于真火不足，阳虚之证。

方解：巴戟天、肉桂、仙灵脾、韭菜子壮命门之火；熟地黄、山茱萸、枸杞子滋阴养血，从阴求阳。

（2）心脾亏虚证

脉象：脉细。

症状：阳痿不举，心悸，失眠多梦，神疲乏力，面色萎黄，食少纳呆，腹胀便溏，舌淡，苔薄白。

证机：心脾两虚，气血乏源，宗筋失养。

治法：补益心脾。

代表方：归脾汤加减。本方有益气健脾、养心补血的作用，适用于心脾不足，气血虚弱之证。

方解：党参、黄芪、白术、茯苓补气助运；当归、熟地黄、酸枣仁、远志养血安神。

（3）肝郁不舒证

脉象：脉弦。

症状：阳痿不举，或举而不坚，心情抑郁，胸胁胀痛，脘闷不适，食少便溏，舌淡，苔薄白。

证机：肝郁气滞，血行不畅，宗筋所聚无能。

治法：疏肝解郁。

代表方：逍遥散加减。本方理气开郁，养血健脾，适用于肝气郁结，气机阻滞之证。

方解：柴胡、香附、郁金、川楝子疏肝理气；当归、白芍、生地黄、枸杞养血柔肝。

（4）惊恐伤肾证

脉象：脉弦细。

症状：阳痿不举，心悸易惊，胆怯多疑，夜寐不安，苔薄白。

证机：惊恐伤肾，肾精破散，心气逆乱，气血不达宗筋。

治法：益肾宁神。

代表方：启阳娱心丹加减。本方有益肾壮阳、疏郁宁神的作用，适用于恐惧伤肾，心肾亏虚之证。

方解：人参、菟丝子、当归、白芍益肾补肝壮胆；远志、茯神、龙齿、石菖蒲宁心安神；柴胡、香附、郁金理气疏郁。

（5）湿热下注证

脉象：脉濡数。

症状：阴茎痿软，阴囊潮湿，臊臭，睾丸坠胀作痛，小便赤涩灼痛，胁胀腹闷，肢体困倦，泛恶口苦，舌红，苔黄腻。

证机：湿热下注肝经，宗筋经络失畅。

治法：清利湿热。

代表方：龙胆泻肝汤加减。本方清热利湿，泻肝坚阴，适用于湿热下注肝经之证。

方解：龙胆草、牡丹皮、山栀、黄芩清肝泻火；木通、车前子、泽泻、土茯苓清利湿热。

【预防调护】

避免恣情纵欲，少食醇酒肥甘厚味，避免湿热内生，壅塞经络，造成阳痿。积极治疗易造成阳痿的原发病，如糖尿病、动脉硬化症、甲状腺功能亢进症、皮质醇增多症、慢性肾功能不全、前列腺疾病等。调畅情志、愉悦心情、防止精神紧张是预防及调护阳痿的重要环节。为巩固

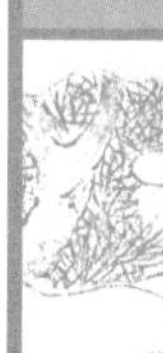

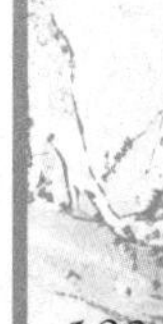

疗效，阳痿好转时，病人应停止一段时间性生活，以免病情反复。

遗精

【病因病机】

遗精是指不因性生活而精液遗泄的病证。因梦而遗精者，称“梦遗”；无梦而遗精，甚至清醒时精液流出者，称“滑精”。必须指出，凡成年未婚男子，或婚后夫妻分居，长期无性生活者，一月遗精 1 ~ 2 次属生理现象。如遗精次数过多，每周 2 次以上，或清醒时流精，并有头昏，精神萎靡、腰腿酸软、失眠等症，则属病态。

根据本病临床表现，西医学中的神经衰弱、神经官能症、前列腺炎、精囊炎，或包皮过长、包茎等疾患，造成以遗精为主要症状者，与本病类似，可参阅本节内容辨证治疗。

本病的发生，多由劳心太过，欲念不遂，饮食不节，恣情纵欲诸多因素而致。其基本病机为肾失封藏，精关不固。

【辨证论治】

（1）君火旺盛证

脉象：脉弦数。

症状：少寐多梦，梦则遗精，阳事易举，心中烦热，头晕目眩，口苦胁痛，小便短赤，舌红，苔薄黄。

证机：君火妄动，相火随之，迫精妄泄。

治法：清心泻肝。

代表方：黄连清心饮合三才封髓丹加减。前方清心泻火为主，兼以养心安神，适用于心火偏亢扰动精室者；后方宁心滋肾，承制相火，适用于相火妄动，水不济火之遗精。

（2）湿热下注证

脉象：脉濡数。

症状：遗精时作，小便黄赤，热涩不畅，口苦而腻，舌质红，苔黄腻。

证机：湿热蕴滞，下扰精室。

治法：清热利湿。

代表方：程氏萆薢分清饮加减。本方清化湿热，通利湿浊，适用于脾胃湿热，下扰精室而致的遗精。

（3）劳伤心脾证

脉象：脉细弱。

症状：劳则遗精，失眠健忘，心悸不宁，面色萎黄，神疲乏力，纳差便溏，舌淡，苔薄。

证机：心脾两虚，气虚神浮，气不摄精。

治法：调补心脾，益气摄精。

代表方：妙香散加减。本方益气生精，养心安肾，适用于心脾气虚，气不摄精的遗精。

（4）肾气不固证

脉象：脉沉细。

症状：多为无梦而遗，甚则滑泄不禁，精液清稀而冷，形寒肢冷，面色㿠白，头昏目眩，腰膝酸软，阳痿早泄，夜尿清长，舌淡胖，苔白滑。

证机：肾元虚衰，封藏失职，精关不固。

治法：补肾固精。

代表方：金锁固精丸加减。本方有固肾摄精之功效，适用于肾虚不固之遗精、滑精。

【预防调护】

注意精神调养，排除杂念，不接触黄色书刊、影像，不贪恋女色。避免过度脑力劳动，做到劳逸结合，丰富文体活动，适当参加体力劳动。注意生活起居，节制性欲，戒除手淫，夜晚进食不宜过饱。少食醇酒厚味及辛辣刺激性食品。

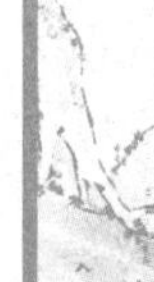

第十四章 辨脉诊治气血津液病证

郁证

【病因病机】

郁证是指由于情志不舒，气机郁滞所致，以心情抑郁，情绪不宁，胸部满闷，胁肋胀痛，或易怒喜哭，或咽中如有异物梗塞等症为主要临床表现的一类病证。

本病主要见于西医学的神经衰弱、癔症及焦虑症等，也见于更年期综合征及反应性精神病。

郁证的发生，是由于情志所伤，与肝的关系最为密切，其次涉及心、脾。肝失疏泄，脾失健运，心失所养，脏腑阴阳气血失调是本病的主要病机。

【辨证论治】

（1）肝气郁结证

脉象：脉弦。

症状：精神抑郁，情绪不宁，胸部满闷，胁肋胀痛，痛无定处，脘闷嗳气，不思饮食，大便不调，苔薄腻。

证机：肝郁气滞，脾胃失和。

治法：疏肝解郁，理气畅中。

代表方：柴胡疏肝散。

方解：柴胡、香附、枳壳、陈皮疏肝解郁，理气畅中；郁金、青皮、苏梗、合欢皮调气解郁；川芎理气活血；芍药、甘草柔肝缓急。

（2）气郁化火证

脉象：脉弦数。

症状：性情急躁易怒，胸胁胀满，口苦而干，或头痛，目赤，耳鸣，或嘈杂吞酸，大便秘结，舌质红，苔黄。

证机：肝郁化火，横逆犯胃。

治法：疏肝解郁，清肝泻火。

代表方：丹栀逍遥散。

方解：柴胡、薄荷、郁金、制香附疏肝解郁；当归、白芍养血柔肝；白术、茯苓健脾祛湿；牡丹皮、栀子清肝泻火。

（3）痰气郁结证

脉象：脉弦滑。

症状：精神抑郁，胸部闷塞，胁肋胀满，咽中如有物梗塞，吞之不下，咯之不出，苔白腻。

证机：气郁痰凝，阻滞胸咽。

治法：行气开郁，化痰散结。

代表方：半夏厚朴汤。

方解：厚朴、紫苏理气宽胸，开郁畅中；半夏、茯苓、生姜化痰散结，和胃降逆。

（4）心神失养证

脉象：脉弦。

症状：精神恍惚，心神不宁，多疑易惊，悲忧善哭，喜怒无常，或时时欠伸，或手舞足蹈，骂詈喊叫等，舌质淡。

证机：营阴暗耗，心神失养。

治法：甘润缓急，养心安神。

代表方：甘麦大枣汤。

方解：甘草甘润缓急；小麦味甘微寒，补益心气；大枣益脾养血；郁金、合欢花解郁安神。

（5）心脾两虚证

脉象：脉细。

症状：多思善疑，头晕神疲，心悸胆怯，失眠健忘，纳差，面色不华，舌质淡，苔薄自。

证机：脾虚血亏，心失所养。

治法：健脾养心，补益气血。

代表方：归脾汤。

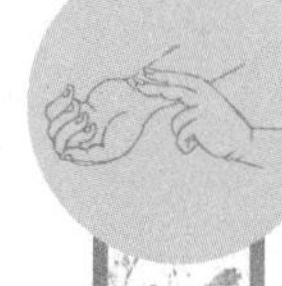

方解：党参、茯苓、白术、甘草、黄芪、当归、龙眼肉益气健脾生血；酸枣仁、远志养心安神；木香、神曲理气醒脾。

（6）心肾阴虚证

脉象：脉细数。

症状：情绪不宁，心悸健忘，失眠多梦，五心烦热，盗汗，口咽干燥，舌红少津。

证机：阴精亏虚，阴不涵阳。

治法：滋养心肾。

代表方：天王补心丹合六味地黄丸。

方解：地黄、怀山药、山茱萸、天冬、麦冬、玄参、当归益气养血；柏子仁、酸枣仁、远志、丹参养心安神。

【预防调护】

正确对待各种事物，避免忧思郁怒，防止情志内伤，是防治郁证的重要措施。医务人员深入了解病史，详细进行检查，用诚恳、关怀、同情、耐心的态度对待病人，取得病人的充分信任，在郁证的治疗及护理中具有重要作用。对郁证病人，应做好精神治疗的工作，使病人能正确认识和对待疾病，增强治愈疾病的信心，并解除情志致病的原因，以促进郁证的完全治愈。

血证

【病因病机】

凡血液不循常道，或上溢于口鼻诸窍，或下泄于前后二阴，或渗出于肌肤，所形成的一类出血性疾患，统称为血证。血证是涉及多个脏腑组织，而临床又极为常见的一类病证。它既可以单独出现，又常伴见于其他病证的过程中。

西医学中多种急、慢性疾病所引起的出血，包括多系统疾病有出血症状者，以及造血系统病变所引起的出血性疾病，均可参考本节辨证论治。

血证的病因有感受外邪，情志过极，饮食不节，劳倦过度，久病或热病等。其病机为火热偏盛，迫血妄行，或气虚失摄，血溢脉外两方面。

【辨证论治】

1. 鼻衄

（1）热邪犯肺证

脉象：脉数。

症状：鼻燥衄血，口干咽燥，或兼有身热，恶风，头痛，咳嗽，痰少，舌质红，苔薄。

证机：燥热伤肺，血热妄行，上溢清窍。

治法：清泄肺热，凉血止血。

代表方：桑菊饮。

方解：桑叶、菊花、薄荷、连翘辛凉轻透，宣散风热；桔梗、杏仁、甘草宣降肺气，利咽止咳；芦根清热生津；牡丹皮、茅根、旱莲草、侧柏叶凉血止血。

（2）胃热炽盛证

脉象：脉数。

症状：鼻衄，或兼齿衄，血色鲜红，口渴欲饮，鼻干，口干臭秽，烦躁，便秘，舌红，苔黄。

证机：胃火上炎，迫血妄行。

治法：清胃泻火，凉血止血。

代表方：玉女煎。

方解：石膏、知母清胃泻火；地黄、麦冬养阴清热；牛膝引血下行；大蓟、小蓟、白茅根、藕节凉血止血。

（3）肝火上炎证

脉象：脉弦数。

症状：鼻衄，头痛，目眩，耳鸣，烦躁易怒，两目红赤，口苦，舌红。

证机：火热上炎，迫血妄行，上溢清窍。

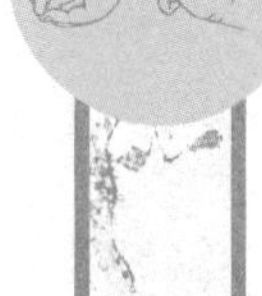

治法：清肝泻火，凉血止血。

代表方：龙胆泻肝汤。

方解：龙胆草、柴胡、栀子、黄芩清肝泻火；木通、泽泻、车前子清利湿热；生地黄、当归、甘草滋阴养血；白茅根、蒲黄、大蓟、小蓟、藕节凉血止血。

（4）气血亏虚证

脉象：脉细无力。

症状：鼻衄，或兼齿衄、肌衄，神疲乏力，面色苍白，头晕，耳鸣，心悸，夜寐不宁，舌质淡。

证机：气虚不摄，血溢清窍，血去气伤，气血两亏。

治法：补气摄血。

代表方：归脾汤。

方解：党参、茯苓、白术、甘草补气健脾；当归、黄芪益气生血；酸枣仁、远志、龙眼肉补心益脾，安神定志；木香理气醒脾。

2. 齿衄

（1）胃火炽盛证

脉象：脉洪数。

症状：齿衄，血色鲜红，齿龈红肿疼痛，头痛，口臭，舌红，苔黄。

证机：胃火内炽，循经上犯，灼伤血络。

治法：清胃泻火，凉血止血。

代表方：加味清胃散合泻心汤。

方解：生地黄、牡丹皮、水牛角清热凉血；大黄、黄连、黄芩、连翘清热泻火；当归、甘草养血和中；白茅根、大蓟、小蓟、藕节凉血止血。

（2）阴虚火旺证

脉象：脉细数。

症状：齿衄，血色淡红，起病较缓，常因受热及烦劳而诱发，齿摇不坚，舌质红，苔少。

证机：肾阴不足，虚火上炎，络损血溢。

治法：滋阴降火，凉血止血。

代表方：六味地黄丸合茜根散。

方解：熟地黄、山药、山茱萸、茯苓、牡丹皮、泽泻养阴补肾，滋阴降火；茜草根、黄芩、侧柏叶凉血止血；阿胶养血止血。

3. 咳血

（1）燥热伤肺证

脉象：脉数。

症状：喉痒咳嗽，痰中带血，口干鼻燥，或有身热，舌质红，少津，苔薄黄。

证机：燥热伤肺，肺失清肃，肺络受损。

治法：清热润肺，宁络止血。

代表方：桑杏汤。

方解：桑叶、栀子、淡豆豉清宣肺热；沙参、梨皮养阴清热；贝母、杏仁肃肺止咳；白茅根、茜草、藕节、侧柏叶凉血止血。

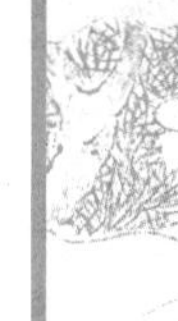

（2）肝火犯肺证

脉象：脉弦数。

症状：咳嗽阵作，痰中带血或纯血鲜红，胸胁胀痛，烦躁易怒，口苦，舌质红，苔薄黄。

证机：木火刑金，肺失清肃，肺络受损。

治法：清肝泻火，凉血止血。

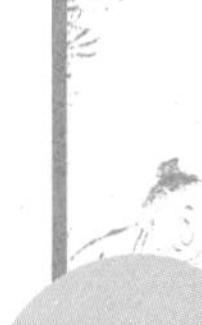

代表方：泻白散合黛蛤散。

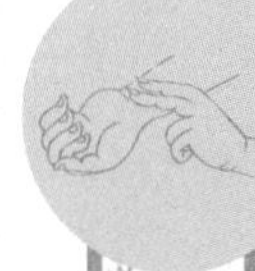

方解：青黛、黄芩清肝凉血；桑白皮、地骨皮清泄肺热；海蛤壳、甘草清肺化痰；旱莲草、白茅根、大蓟、小蓟凉血止血。

（3）阴虚肺热证

脉象：脉细数。

症状：咳嗽痰少，痰中带血或反复咳血，血色鲜红，口干咽燥，颧红，潮热盗汗，舌质红。

证机：虚火灼肺，肺失清肃，肺络受损。

治法：滋阴润肺，宁络止血。

代表方：百合固金汤。

方解：百合、麦冬、玄参、生地黄、熟地黄滋阴清热，养阴生津；当归、白芍柔润养血；贝母、甘草肃肺化痰止咳；白及、藕节、白茅根、茜草止血。

4. 吐血

（1）胃热壅盛证

脉象：脉滑数。

症状：脘腹胀闷，嘈杂不适，甚则作痛，吐血色红或紫暗，常夹有食物残渣，口臭，便秘，大便色黑，舌质红，苔黄腻。

证机：胃热内郁，热伤胃络。

治法：清胃泻火，化瘀止血。

代表方：泻心汤合十灰散。

方解：黄芩、黄连、大黄苦寒泻火；牡丹皮、栀子清热凉血；大蓟、小蓟、侧柏叶、茜草根、白茅根清热凉血止血；棕榈皮收敛止血。

（2）肝火犯胃证

脉象：脉弦数。

症状：吐血色红或紫暗，口苦胁痛，心烦易怒，寐少梦多，舌质红绛。

证机：肝火横逆，胃络损伤。

治法：泻肝清胃，凉血止血。

代表方：龙胆泻肝汤。

方解：龙胆草、柴胡、黄芩、栀子清肝泻火；泽泻、木通、车前子清热利湿；生地黄、当归滋阴养血；白茅根、藕节、旱莲草、茜草凉血止血。

（3）气虚血溢证

脉象：脉细弱。

症状：吐血缠绵不止，时轻时重，血色暗淡，神疲乏力，心悸气短，面色苍白，舌质淡。

证机：中气亏虚，统血无权，血液外溢。

治法：健脾养心，益气摄血。

代表方：归脾汤。

方解：党参、茯苓、白术、甘草补气健脾；当归、黄芪益气生血；木香理气醒脾；阿胶、仙鹤草养血止血；炮姜炭、白及、乌贼骨温经固涩止血。

5. 便血

（1）肠道湿热证

脉象：脉濡数。

症状：便血色红，大便不畅或稀溏，或有腹痛，口苦，舌质红，苔黄腻。

证机：湿热蕴结，脉络受损，血溢肠道。

治法：清化湿热，凉血止血。

代表方：地榆散合槐角丸。

方解：地榆、茜草、槐角凉血止血；栀子、黄芩、黄连清热燥湿，泻火解毒；茯苓淡渗利湿；防风、枳壳、当归疏风理气活血。

（2）气虚不摄证

脉象：脉细。

症状：便血色红或紫暗，食少，体倦，面色萎黄，心悸，少寐，舌质淡。

证机：中气亏虚，气不摄血，血溢胃肠。

治法：益气摄血。

代表方：归脾汤。

方解：党参、茯苓、白术、甘草补气健脾；当归、黄芪益气生血；酸枣仁、远志、龙眼肉补心益脾，安神定志；木香理气醒脾；阿胶、槐花、地榆、仙鹤草养血止血。

（3）脾胃虚寒证

脉象：脉细。

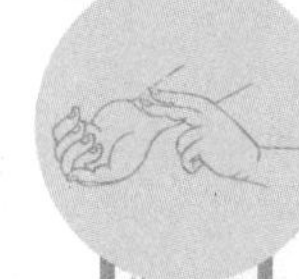

症状：便血紫暗，甚则黑色，腹部隐痛，喜热饮，面色不华，神倦懒言，便溏，舌质淡。

证机：中焦虚寒，统血无力，血溢胃肠。

治法：健脾温中，养血止血。

代表方：黄土汤。

方解：灶心土、炮姜温中止血；白术、附子、甘草温中健脾；地黄、阿胶养血止血；黄芩苦寒坚阴，起反佐作用；白及、乌贼骨收敛止血。

6. 尿血

（1）下焦湿热证

脉象：脉数。

症状：小便黄赤灼热，尿血鲜红，心烦口渴，面赤口疮，夜寐不安，舌质红。

证机：热伤阴络，血渗膀胱。

治法：清热利湿，凉血止血。

代表方：小蓟饮子。

方解：小蓟、生地黄、藕节、蒲黄凉血止血；栀子、木通、竹叶清热泻火；滑石、甘草利水清热，导热下行；当归养血活血。

（2）肾虚火旺证

脉象：脉细数。

症状：小便短赤带血，头晕耳鸣，神疲，颧红潮热，腰膝酸软，舌质红。

证机：虚火内炽，灼伤脉络。

治法：滋阴降火，凉血止血。

代表方：知柏地黄丸。

方解：地黄、淮山药、山茱萸、茯苓、泽泻、牡丹皮滋补肾阴，“壮水之主，以制阳光”；知母、黄柏滋阴降火；旱莲草、大蓟、小蓟、藕节、蒲黄凉血止血。

（3）脾不统血证

脉象：脉细弱。

症状：久病尿血，甚或兼见齿衄、肌衄，食少，体倦乏力，气短声低，面色不华，舌质淡。

证机：中气亏虚，统血无力，血渗膀胱。

治法：补中健脾，益气摄血。

代表方：归脾汤。

方解：党参、茯苓、白术、甘草补气健脾；当归、黄芪益气生血；酸枣仁、远志、龙眼肉补心益脾，安神定志；木香理气醒脾。

（4）肾气不固证

脉象：脉沉弱。

症状：久病尿血，血色淡红，头晕耳鸣，精神困惫，腰脊酸痛，舌质淡。

证机：肾虚不固，血失藏摄。

治法：补益肾气，固摄止血。

代表方：无比山药丸。

方解：熟地黄、山药、山茱萸、怀牛膝补肾益精；肉苁蓉、菟丝子、杜仲、巴戟天温肾助阳；茯苓、泽泻健脾利水；五味子、赤石脂益气固涩。

7. 紫斑

（1）血热妄行证

脉象：脉弦数。

症状：皮肤出现青紫斑点或斑块，或伴有鼻衄、齿衄、便血、尿血，或有发热，口渴，便秘，舌质红，苔黄。

证机：热壅经络，迫血妄行，血溢肌腠。

治法：清热解毒，凉血止血。

代表方：十灰散。

方解：大蓟、小蓟、侧柏叶、茜草根、白茅根清热凉血止血；棕榈皮收敛止血；牡丹皮、栀子清热凉血；大黄通腑泄热。

（2）阴虚火旺证

脉象：脉细数。

症状：皮肤出现青紫斑点或斑块，时发时止，常伴鼻衄、齿衄或月经过多，颧红，心烦，口渴，手足心热，或有潮热，盗汗，舌质红，苔少。

证机：虚火内炽，灼伤脉络，血溢肌腠。

治法：滋阴降火，宁络止血。

代表方：茜根散。

方解：茜草根、黄芩、侧柏叶清热凉血止血；生地黄、阿胶滋阴养血止血；甘草和中解毒。

（3）气不摄血证

脉象：脉细弱。

症状：反复发生肌衄，久病不愈，神疲乏力，头晕目眩，面色苍白或萎黄，食欲不振，舌质淡。

证机：中气亏虚，统摄无力，血溢肌腠。

治法：补气摄血。

代表方：归脾汤。

方解：党参、茯苓、白术、甘草补气健脾；当归、黄芪益气生血；酸枣仁、远志、龙眼肉补心益脾，安神定志；木香理气醒脾；仙鹤草、棕榈炭、地榆、蒲黄、茜草根、紫草止血消斑。

【预防调护】

注意饮食有节，起居有常，劳逸适度。避免情志过极，注意休息。吐血量大或频频吐血者，应暂予禁食，并应积极治疗引起血证的原发疾病。

痰饮

【病因病机】

痰饮是指体内水液输布、运化失常，停积于某些部位的一类病证。痰，古通“淡”，是指水一类的可以“淡荡流动”的物质。饮也是指水液，作为致病因素，则是指病理性质的液体。古代所称的“淡饮”“流饮”，均指痰饮而言。

本病与西医学的慢性支气管炎、支气管哮喘、渗出性胸膜炎、慢性胃炎、心力衰竭、肾炎水肿等均有较密切联系。

痰饮的病因为外感寒湿，饮食不节或劳欲所伤，以致肺、脾、肾功能失调，水液失于正常运化、输布、停积而为痰饮。三焦气化失宜是本病的主要病机。

【辨证要点】

（1）痰饮：心下满闷，呕吐清水痰涎，胃肠沥沥有声，形体昔肥今瘦，属饮停胃肠。

（2）悬饮：胸胁饱满，咳唾引痛，喘促不能平卧，或有肺痨病史，属饮流胁下。

（3）溢饮：身体疼痛而沉重，甚则肢体浮肿，当汗出不汗出，或伴咳喘，属饮溢肢体。

（4）支饮：咳逆倚息，短气不得平卧，其形如肿，属饮邪支撑胸肺。

【辨证论治】

1. 痰饮

（1）脾阳虚弱证

脉象：脉弦细而滑。

症状：胸胁支满，心下痞闷，胃中有振水音，泛吐清水痰涎，饮入易吐，脘腹喜温畏冷，口渴不欲饮水，头晕目眩，心悸气短，食少，形体逐渐消瘦，舌苔白滑。

证机：脾阳虚弱，饮停于胃，清阳不升。

治法：温脾化饮。

代表方：苓桂术甘汤合小半夏加茯苓汤。

方解：桂枝、甘草辛甘化阳，通阳化气；白术、茯苓健脾渗湿；半夏、生姜和胃降逆。

（2）饮留胃肠证

脉象：脉沉弦或伏。

症状：心下坚满或痛，自利，利后反快，虽利心下续坚满，或水走肠间，沥沥有声，腹满，便秘，口舌干燥，舌苔腻，色白或黄。

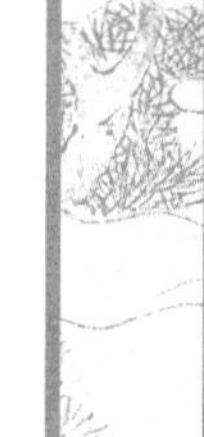

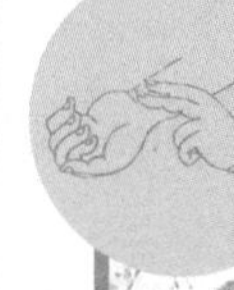

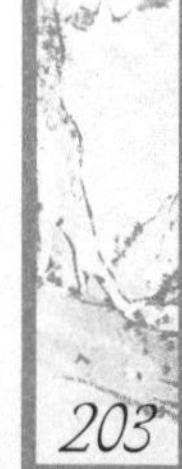

证机：水饮蕴结，留于胃肠，郁久化热。

治法：攻逐水饮。

代表方：甘遂半夏汤或己椒苈黄丸。

方解：甘遂、半夏逐饮降逆；白芍、蜂蜜酸甘缓中，以防伤正；大黄、葶苈子攻坚决壅，泻下逐水；防己、椒目辛宣苦泄，导水利尿。

2. 悬饮

（1）邪犯胸肺证

脉象：脉弦数。

症状：咳嗽痰少，气急，胸胁刺痛，呼吸、转侧疼痛加重，心下痞硬，寒热往来，身热起伏，汗少，或发热不恶寒，有汗而热不解，干呕，口苦，咽干，舌苔薄白或薄黄。

证机：邪犯胸肺，枢机不利，肺失宣降。

治法：和解少阳，宣利枢机。

代表方：柴枳半夏汤。

方解：柴胡、黄芩清解少阳；瓜蒌、半夏、枳壳宽胸化痰开结；青皮、赤芍理气和络止痛；桔梗、杏仁宣肺止咳。

（2）饮停胸胁证

脉象：脉沉弦或弦滑。

症状：胸胁疼痛，咳唾引痛，痛势较前减轻，而呼吸困难加重，咳逆气喘，息促不能平卧，或仅能偏卧于停饮的一侧，病侧肋间胀满，甚则可见病侧胸廓隆起，舌苔白或滑腻。

证机：饮停胸胁，脉络受阻，肺气郁滞。

治法：功逐水饮。

代表方：椒目瓜蒌汤合十枣汤或控涎丹。

方解：葶苈子、桑白皮泻肺逐饮；苏子、瓜蒌皮、杏仁、枳壳降气化痰；川椒目、茯苓、猪苓、泽泻、冬瓜皮、车前子利水导饮；甘遂、大戟、芫花攻逐水饮。

（3）络气不和证

脉象：脉弦。

症状：胸胁疼痛，如灼如刺，或有闷咳，甚则迁延经久不已，阴雨更甚，可见病侧胸廓变形，胸闷不舒，呼吸不畅，舌质淡暗，苔薄白。

证机：饮邪久郁，气机不利，络脉痹阻。

治法：理气和络。

代表方：香附旋覆花汤。

方解：旋覆花、苏子降气化痰；柴胡、香附、枳壳疏肝理气解郁；郁金、延胡索利气通络；当归须、赤芍、沉香行瘀通络。

（4）阴虚内热证

脉象：脉细数。

症状：咳呛时作，咯吐少量黏痰，或伴胸胁闷痛，口干咽燥，或午后潮热，颧红，心烦，手足心热，盗汗，形体消瘦，舌质红，少苔。

证机：饮阻气郁，化热伤阴，阴虚肺燥。

治法：滋阴清热。

代表方：沙参麦冬汤合泻白散。

方解：沙参、麦冬、玉竹、白芍、天花粉养阴生津；桑白皮、桑叶、地骨皮、甘草清肺降火止咳。

3. 溢饮

脉象：脉弦紧。

症状：身体沉重而疼痛，甚则肢体浮肿，恶寒无汗，或有咳喘，痰多白沫，胸闷，干呕，口不渴，苔白。

证机：肺脾失调，寒水内留，泛流肢体。

治法：解表化饮。

代表方：小青龙汤加减。

方解：麻黄、桂枝解表散寒；半夏、干姜、细辛温化寒饮；五味子温敛肺气；白芍、炙甘草甘缓和中，缓和麻黄、桂枝辛散太过。

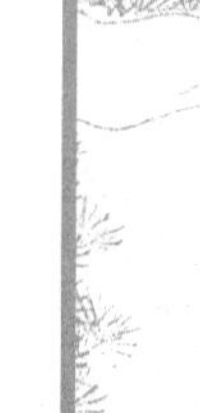

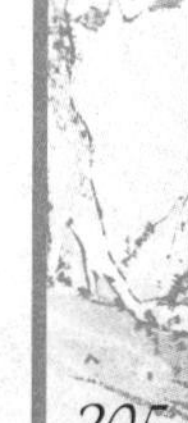

4. 支饮

（1）寒饮伏肺证

脉象：脉弦紧。

症状：咳逆喘满不得卧，痰吐白沫量多，经久不愈，天冷受寒加重，甚至引起面浮肢肿，或平素伏而不作，遇寒即发，发则寒热，腰背痛，身体振振瞤动，舌苔白滑或白腻。

证机：寒饮伏肺，遇感引动，肺失宣降。

治法：温肺化饮。

代表方：小青龙汤。

方解：麻黄、桂枝、干姜、细辛温肺散寒化饮；半夏、厚朴、苏子、杏仁、甘草化痰利气；五味子温敛肺气。

（2）脾肾阳虚证

脉象：脉沉细而滑

症状：喘促动则为甚，心悸，气短，或咳而气怯，痰多胸闷，食少，怯寒肢冷，神疲，少腹拘急，脐下动悸，小便不利，足跗浮肿，或吐涎沫而头目昏眩。舌体胖大，质淡，苔白润或腻。

证机：支饮日久，脾肾阳虚，饮凌心肺。

治法：温脾补肾，以化水饮。

代表方：金匮肾气丸合苓桂术甘汤。

方解：桂枝、附子温阳化饮；黄芪、淮山药、白术、炙甘草补气健脾；苏子、干姜、款冬花化饮降逆；脐下悸、吐涎沫、头目昏眩是饮邪上逆，虚中夹实之候，可用五苓散化气行水。

【预防调护】

凡有痰饮病史者，平时应避免风寒湿冷，注意保暖。饮食宜清淡，忌食肥甘生冷，戒烟酒。注意劳逸适度，以防诱发。

消渴

【病因病机】

消渴是以多饮、多食、多尿、乏力、消瘦，或尿有甜味为主要临床表现的一种疾病。

西医学的糖尿病、尿崩症等出现类似症状者，可参考本节辨证论治。

禀赋不足是引起消渴病的主要内在因素，尤以阴虚体质者最易患病。饮食失节，过食肥甘、醇酒厚味、辛辣香燥，损伤脾胃，致脾胃运化失司，积热内蕴，化燥伤津，消谷耗液，发为消渴。情志失调，如郁怒伤肝，肝气郁结，或劳心竭虑等，以致郁久化火，火热内燔，上灼肺胃阴津而发为消渴。劳欲过度，肾精亏损，虚火内生，阴虚火旺，消灼津液而发为消渴。

【辨证论治】

以肺燥为主，多饮症状突出者，称为上消；以胃热为主，多食症状较为突出者，称为中消；以肾虚为主，多尿症状突出者，称为下消。

1. 上消

肺热津伤证

脉象：脉洪数。

症状：烦渴多饮，口舌干燥，尿频量多，烦热多汗，舌边尖红，苔薄黄。

证机：肺脏燥热，津液失布。

治法：清热润肺，生津止渴。

代表方：消渴方加减。本方清热降火，生津止渴，适用于消渴肺热津伤之证。

方解：天花粉、葛根、麦冬、生地黄、藕汁生津清热，养阴增液；黄连、黄芩、知母清热降火。

2. 中消

（1）胃热炽盛证

脉象：脉滑实有力。

症状：多食易饥，口渴，尿多，形体消瘦，大便干燥，苔黄。

证机：胃火内炽，胃热消谷，耗伤津液。

治法：清胃泻火，养阴增液。

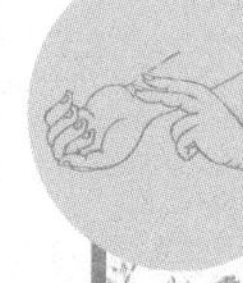

代表方：玉女煎加减。本方清胃滋阴，适用于消渴胃热阴虚，多食易饥，口渴等症。

方解：生石膏、知母、黄连、栀子清胃泻火；玄参、生地黄、麦冬滋肺胃之阴；川牛膝活血化瘀，引热下行。

（2）气阴亏虚证

脉象：脉沉细。

症状：口渴引饮，能食易饥，尿频量多，精神不振，四肢乏力，体瘦，大便溏薄，舌质淡红，苔白。

证机：气阴不足，脾失健运。

治法：益气健脾，生津止渴。

代表方：七味白术散加减。本方益气健脾，生津止渴，适用于消渴之津气亏虚者，并可合生脉散益气生津止渴。

方解：黄芪、党参、白术、茯苓、怀山药、甘草益气健脾；木香、藿香醒脾行气散津；葛根升清生津；天冬、麦冬养阴生津。

3. 下消

（1）肾阴亏虚证

脉象：脉细数。

症状：尿频量多，混浊如脂膏，或尿甜，腰膝酸软，乏力，头晕耳鸣，口干唇燥，皮肤干燥、瘙痒，舌红少苔。

证机：肾阴亏虚，肾失固摄。

治法：滋阴固肾。

代表方：六味地黄丸加减。本方滋养肾阴，适用于消渴肾阴亏虚之证。

方解：熟地黄、山萸肉、枸杞子、五味子固肾益精；怀山药滋补脾阴，固摄精微；茯苓健脾渗湿；泽泻、牡丹皮清热泻火。

（2）阴阳两虚证

脉象：脉沉细无力。

症状：小便频数，混浊如膏，甚至饮一溲一，面容憔悴，耳轮干枯，腰膝酸软，四肢欠温，畏寒肢冷，阳痿或月经不调，舌苔淡白而干。

证机：阴损及阳，肾阳衰微，肾失固摄。

治法：滋阴温阳，补肾固涩。

代表方：金匮肾气丸加减。

方解：熟地黄、山萸肉、枸杞子、五味子固肾益精；怀山药滋补脾阴，固摄精微；茯苓健脾渗湿；附子、肉桂温肾助阳。

【预防调护】

消渴病人应限制粮食、油脂的摄入，忌食糖类，饮食宜以适量米、麦、杂粮，配以蔬菜、豆类、瘦肉、鸡蛋等，定时定量进餐，戒烟酒、浓茶及咖啡等。保持情志舒畅，制定并实施有规律的生活起居制度。

自汗、盗汗

【病因病机】

汗证是指由于阴阳失调，腠理不固，而致汗液外泄失常的病证。其中，不因外界环境因素的影响，而白昼时时汗出，动辄益甚者，称为自汗；寐中汗出，醒来自止者，称为盗汗。

西医学的甲状腺功能亢进症、自主神经功能紊乱、风湿热、结核病等所致的自汗盗汗者，均可参考本节辨证论治。

【辨证论治】

（1）肺卫不固证

脉象：脉细弱。

症状：汗出恶风，稍劳汗出尤甚，或表现半身、局部出汗，易于感冒，体倦乏力，周身酸楚，面色少华，苔薄白。

证机：肺气不足，表虚失固，营卫不和，汗液外泄。

治法：益气固表。

代表方：桂枝加黄芪汤或玉屏风散加减。两方均能补气固表止汗，但前方能调和营卫，适用于表虚卫弱、营卫不和引起的汗证；后方补肺益气，固表止汗，适用于表虚不固的汗证。

方解：桂枝温经解肌，白芍和营敛阴，两药合用，一散一收，调和营卫；生姜、大枣、甘草辛温和中；黄芪益气固表，少佐防风达表。

（2）心血不足证

脉象：脉细。

症状：自汗或盗汗，心悸少寐，神疲气短，面色不华，舌质淡。

证机：心血耗伤，心液不藏。

治法：养血补心。

代表方：归脾汤加减。本方益气生血，健脾养心，适用于心血不足引起的汗证。

方解：人参、黄芪、白术、茯苓益气健脾；当归、龙眼肉补血养血；酸枣仁、远志养心安神；五味子、牡蛎、浮小麦收涩敛汗。

（3）阴虚火旺证

脉象：脉细数。

症状：夜寐盗汗，或有自汗，五心烦热，或兼午后潮热，两颧色红，口渴，舌红少苔。

证机：虚火内灼，逼津外泄。

治法：滋阴降火。

代表方：当归六黄汤加减。本方具有滋阴清热、固表止汗的功效，适用于阴虚火旺引起的汗证。

方解：当归、生地黄、熟地黄滋阴养血，壮水之主，以制阳光；黄连、黄芩、黄柏苦寒清热，泻火坚阴；五味子、乌梅敛阴止汗。

（4）邪热郁蒸证

脉象：脉弦数。

症状：蒸蒸汗出，汗液易使衣服黄染，面赤烘热，烦躁，口苦，小便色黄，舌苔薄黄。

证机：湿热内蕴，逼津外泄。

治法：清肝泄热，化湿和营。

代表方：龙胆泻肝汤加减。本方清肝泻火，清利湿热，适用于邪热郁蒸所致的汗证。

方解：龙胆草、黄芩、栀子、柴胡清肝泄热；泽泻、木通、车前子

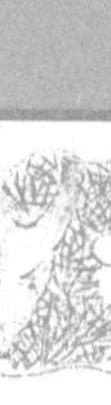

清利湿热；当归、生地黄滋阴养血和营；甘草调和诸药。

【预防调护】

加强体育锻炼，注意劳逸结合，避免思虑烦劳过度，保持精神愉快，少食辛辣厚味，是预防自汗、盗汗的重要措施。汗出之后，应及时用干毛巾将汗擦干。出汗多者，需经常更换内衣，并注意保持衣服、卧具干燥清洁。

内伤发热

【病因病机】

内伤发热是指以内伤为病因，脏腑功能失调，气血阴阳失衡为基本病机，以发热为主要临床表现的病证。一般起病较缓，病程较长，热势轻重不一，但以低热为多，或自觉发热而体温并不升高。

西医学的功能性低热，肿瘤、血液病、结缔组织疾病、内分泌疾病及部分慢性感染性疾病所引起的发热，和某些原因不明的发热，均可参照本节辨证论治。

引起内伤发热的病因主要是久病体虚，饮食劳倦，情志失调及外伤出血。其病机主要为气血阴阳亏虚，以及气、血、湿等郁结壅遏而致发热两类。

【辨证论治】

（1）阴虚发热证

脉象：脉细数。

症状：午后潮热，或夜间发热，不欲近衣，手足心热，烦躁，少寐多梦，盗汗，口干咽燥，舌质红，或有裂纹，苔少甚至无苔。

证机：阴虚阳盛，虚火内炽。

治法：滋阴清热。

代表方：清骨散加减。本方具有清虚热、退骨蒸的功效，为治疗阴虚发热的常用方剂。

方解：银柴胡、知母、胡黄连、地骨皮、青蒿、秦艽清退虚热；鳖

甲滋阴潜阳。

（2）血虚发热证

脉象：脉细弱。

症状：发热，热势多为低热，头晕眼花，身倦乏力，心悸不宁，面白少华，唇甲色淡，舌质淡。

证机：血虚失养，阴不配阳。

治法：益气养血。

代表方：归脾汤加减。本方具有补气生血、健脾养心的功效，适用于心脾气血不足之发热。

方解：黄芪、党参、茯苓、白术、甘草益气健脾；当归、龙眼肉补血养血；酸枣仁、远志养心安神；木香健脾理气。

（3）气虚发热证

脉象：脉细弱。

症状：发热，热势或低或高，常在劳累后发作或加剧，倦怠乏力，气短懒言，自汗，易于感冒，食少便溏，舌质淡，苔薄白。

证机：中气不足，阴火内生。

治法：益气健脾，甘温除热。

代表方：补中益气汤加减。本方具有益气升阳、调补脾胃的功效，适用于气虚发热证，是甘温除热的代表方剂。

方解：黄芪、党参、白术、甘草益气健脾；当归养血活血；陈皮理气和胃；升麻、柴胡既能升举清阳，又能透泄热邪。

（4）阳虚发热证

脉象：脉沉细无力。

症状：发热而欲近衣，形寒怯冷，四肢不温，少气懒言，头晕嗜卧，腰膝酸软，纳少便溏，面色㿠白，舌质淡胖，或有齿痕，苔白润。

证机：肾阳亏虚，火不归原。

治法：温补阳气，引火归原。

代表方：金匮肾气丸加减。本方具有温补肾阳的功效，适用于阳虚发热证。本方虽为温阳剂，但方中却配伍了养阴药，其意义在于阴阳相济。

方解：附子、桂枝温补阳气；山茱萸、地黄补养肝肾；山药、茯苓补肾健脾；牡丹皮、泽泻清泄肝肾。

（5）气郁发热证

脉象：脉弦数。

症状：发热多为低热或潮热，热势常随情绪波动而起伏，精神抑郁，胁肋胀满，烦躁易怒，口干而苦，纳食减少，舌红，苔黄。

证机：气郁日久，化火生热。

治法：疏肝理气，解郁泄热。

代表方：丹栀逍遥散加减。本方具有疏肝解郁、清热泻火的功效，适用于气郁发热证。

方解：牡丹皮、栀子清肝泄热；柴胡、薄荷疏肝解热；当归、白芍，养血柔肝；白术、茯苓、甘草培补脾土。

（6）痰湿郁热证

脉象：脉濡数。

症状：低热，午后热甚，胸闷脘痞，不思饮食，渴不欲饮，呕恶，大便稀薄或黏滞不爽，舌苔白腻或黄腻。

证机：痰湿内蕴，壅遏化热。

治法：燥湿化痰，清热和中。

代表方：黄连温胆汤合中和汤加减。前方理气化痰，燥湿清热，适用于痰湿郁而化热之证；后方清热燥湿，理气化痰，适用于湿痰气热证。

方解：半夏、厚朴燥湿化痰；枳实、陈皮理气和中；茯苓、通草、竹叶清热利湿；黄连清热除烦。

（7）血瘀发热证

脉象：脉弦或涩。

症状：午后或夜晚发热，或自觉身体某些部位发热，口燥咽干，但不多饮，肢体或躯干有固定痛处或肿块，面色萎黄或晦暗，舌质青紫或有瘀点、瘀斑。

证机：血行瘀滞，瘀热内生。

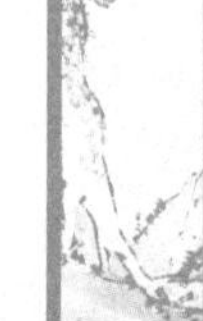

治法：活血化瘀。

代表方：血府逐瘀汤加减。本方具有活血化瘀、行气止痛的功效，适用于血瘀气滞所致的胸痛、头痛、发热等症。

方解：当归、川芎、赤芍、地黄养血活血；桃仁、红花、牛膝活血祛瘀；柴胡、枳壳、桔梗理气行气。

【预防调护】

内伤发热病人应注意休息，发热体温高者应卧床休息。部分长期低热的病人，在体力许可的情况下，可进行适当户外活动。要保持乐观情绪，饮食宜进清淡、富有营养而又易于消化之品。由于内伤发热的病人常卫表不固而有自汗、盗汗，故应注意保暖、避风，防止感受外邪。

虚劳

【病因病机】

虚劳又称虚损，是以脏腑亏损，气血阴阳虚衰，久虚不复成劳为主要病机，以五脏虚证为主要临床表现的多种慢性虚弱证候的总称。

西医学中各个系统的多种慢性消耗性疾病和功能衰退性疾病，出现类似虚劳的临床表现时，均可参照本节辨证论治。

本病病因有禀赋不足，烦劳过度，饮食不节，大病久病，失治误治。其病机为脏腑气血阴阳亏损。

【辨证论治】

1. 气虚

（1）肺气虚证

脉象：脉弱。

症状：咳嗽无力，痰液清稀，短气自汗，声音低怯，时寒时热，平素易于感冒，面白，舌质淡。

证机：肺气不足，表虚不固。

治法：补益肺气。

代表方：补肺丸加减。本方补益肺气，肃肺止咳，适用于肺气虚，短气息促，咳嗽无力者。

方解：人参、黄芪、沙参益气补肺；熟地黄、五味子、百合益肾敛肺。

（2）心气虚证

脉象：脉弱。

症状：心悸，气短，劳则尤甚，神疲体倦，自汗，舌质淡。

证机：心气不足，心失所养。

治法：益气养心。

代表方：七福饮加减。本方补益气血，宁心安神，适用于心气不足者。

方解：人参、白术、炙甘草益气养心；熟地黄、当归滋补阴血。

（3）脾气虚证

脉象：脉弱。

症状：饮食减少，食后胃脘不舒，倦怠乏力，大便溏薄，面色萎黄，舌淡苔薄。

证机：脾虚失健，生化乏源。

治法：健脾益气。

代表方：加味四君子汤加减。本方益气健脾除湿，适用于脾气亏虚而夹湿者。

方解：人参、黄芪、白术、甘草益气健脾；茯苓、扁豆健脾除湿。

（4）肾气虚证

脉象：脉弱。

症状：神疲乏力，腰膝酸软，小便频数而清，白带清稀，舌质淡。

证机：肾气不充，固摄无权。

治法：益气补肾。

代表方：大补元煎加减。本方补益肾气，适用于肾气不足之证。

方解：人参、山药、炙甘草益气固肾；杜仲、山茱萸温补肾气。

2. 血虚

（1）心血虚证

脉象：脉细或结代。

症状：心悸怔忡，健忘，失眠，多梦，面色不华，舌质淡。

证机：心血亏虚，心失所养。

治法：养血宁心。

代表方：养心汤。本方益气生血，养心安神，适用于心血虚证。

方解：人参、黄芪、茯苓、五味子、甘草益气生血；当归、川芎、柏子仁、酸枣仁、远志养血宁心；肉桂、半夏曲温中健脾，以助气血之生化。

（2）肝血虚证

脉象：脉弦细或细涩。

症状：头晕，目眩，胁痛，肢体麻木，筋脉拘急，或筋惕肉瞤，妇女月经不调，甚则闭经，面色不华，舌质淡。

证机：肝血亏虚，筋脉失养。

治法：补血养肝。

代表方：四物汤加减。本方补血调血，适用于肝血虚证。

方解：熟地黄、当归补血养肝；芍药、川芎和营调血；黄芪、党参、白术补气生血。

3. 阴虚

（1）肺阴虚证

脉象：脉细数。

症状：干咳，咽燥，甚或失音，咯血，潮热，盗汗，面色潮红，舌红少津。

证机：肺阴亏虚，肺失清润。

治法：养阴润肺。

代表方：沙参麦冬汤。本方滋养肺胃，生津润燥，适用于肺胃阴虚证。

方解：沙参、麦冬、王竹滋养肺阴；天花粉、桑叶、甘草清热润燥。

（2）心阴虚证

脉象：脉细数。

症状：心悸，失眠，烦躁，潮热，盗汗，或口舌生疮，面色潮红，舌红少津。

证机：心阴亏耗，心失濡养。

治法：滋阴养心。

代表方：天王补心丹。本方益气滋阴，养心安神，适用于心阴虚证。

方解：生地黄、玄参、麦冬、天冬养阴清热；人参、茯苓、五味子、当归益气养血；丹参、柏子仁、酸枣仁、远志养心安神。

（3）脾胃阴虚证

脉象：脉细数。

症状：口干唇燥，不思饮食，大便燥结，甚则干呕，呃逆，面色潮红，舌干，苔少或无苔。

证机：脾胃阴伤，失于濡养。

治法：养阴和胃。

代表方：益胃汤。本方养阴和胃，适用于脾胃阴虚之证。

方解：沙参、麦冬、生地黄、王竹滋阴养液；白芍、乌梅、甘草酸甘化阴；谷芽、鸡内金、玫瑰花醒脾健胃。

（4）肝阴虚证

脉象：脉弦细数。

症状：头痛，眩晕，耳鸣，目干畏光，视物不明，急躁易怒，或肢体麻木，筋惕肉瞤，面潮红，舌干红。

证机：阴虚阳亢，上扰清空。

治法：滋养肝阴。

代表方：补肝汤。本方养血柔肝，滋养肝阴，适用于肝阴虚证。

方解：地黄、当归、芍药、川芎养血柔肝；木瓜、甘草酸甘化阴；山茱萸、首乌滋养肝阴。

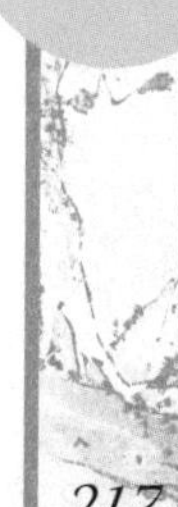

（5）肾阴虚证

脉象：脉沉细。

症状：腰酸，遗精，两足痿弱，眩晕，耳鸣，甚则耳聋，口干，咽痛，颧红，舌红，少津。

证机：肾精不足，失于濡养。

治法：滋补肾阴。

代表方：左归丸。本方滋补肾阴，适用于肾阴虚证。

方解：熟地黄、龟板胶、枸杞、山药、菟丝子、牛膝滋补肾阴；山茱萸、鹿角胶温补肾气，助阳生阴。

4. 阳虚

（1）心阳虚证

脉象：脉细弱或沉迟。

症状：心悸，自汗，神倦嗜卧，心胸憋闷疼痛，形寒肢冷，面色苍白，舌质淡或紫暗。

证机：心阳不振，心气亏虚，运血无力。

治法：益气温阳。

代表方：保元汤加减。本方益气温阳，适用于阳虚气弱之证。

方解：人参、黄芪益气扶正；肉桂、甘草、生姜温通阳气。

（2）脾阳虚证

脉象：脉弱。

症状：面色萎黄，食少，形寒，神倦乏力，少气懒言，大便溏薄，肠鸣腹痛，每因受寒或饮食不慎而加剧，舌质淡，苔白。

证机：中阳亏虚，温煦乏力，运化失常。

治法：温中健脾。

代表方：附子理中汤加减。本方益气温中健脾，适用于脾阳虚证。

方解：党参、白术、甘草益气健脾；附子、干姜温中祛寒。

（3）肾阳虚证

脉象：脉沉迟。

症状：腰背酸痛，遗精，阳痿，多尿或不禁，面色苍白，畏寒肢冷，下利清谷或五更泻泄，舌质淡胖，有齿痕，苔白。

证机：肾阳亏虚，失于温煦，固摄无权。

治法：温补肾阳。

代表方：右归丸加减。本方温补肾阳，适用于肾阳虚证。

方解：附子、肉桂温补肾阳；杜仲、山茱萸、菟丝子、鹿角胶温补肾气；熟地黄、山药、枸杞、当归补益精血，滋阴以助阳。

【预防调护】

消除及避免引起虚劳的病因是预防虚劳的根本措施。避风寒，适寒温，调饮食，戒烟酒，慎起居，适劳逸，调情志，少烦忧。

肥胖

【病因病机】

肥胖是由于多种原因导致体内膏脂堆积过多，体重异常增加，身肥体胖，并多伴有头晕乏力，神疲懒言，少动气短等症状的一类病证。

本病主要见于西医学的单纯性（体质性）肥胖病，继发性肥胖病（如继发于下丘脑、垂体病及甲状腺功能减退等肥胖病）。

【辨证论治】

（1）胃热滞脾证

脉象：脉弦滑。

症状：多食，消谷善饥，形体肥胖，脘腹胀满，面色红润，心烦头昏，口干口苦，胃脘灼痛，嘈杂，得食则缓，舌红，苔黄腻。

证机：胃热滞脾，精微不化，膏脂瘀积。

治法：清胃泻火，佐以消导。

代表方：小承气汤合保和丸加减。

方解：大黄泄热通便；连翘、黄连清胃泻火；枳实、厚朴行气散结；山楂、神曲、莱菔子消食导滞；陈皮、半夏理气化痰和胃；茯苓健脾利湿。

（2）痰湿内盛证

脉象：脉滑。

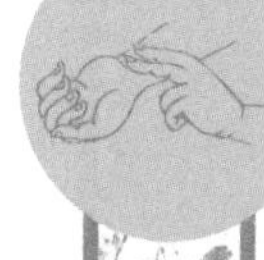

症状：形盛体胖，身体重着，肢体困倦，胸膈痞满，痰涎壅盛，头晕目眩，口干而不欲饮，嗜食肥甘醇酒，神疲嗜卧，苔白腻或白滑。

证机：痰湿内盛，留于体内，阻滞气机。

治法：燥湿化痰，理气消痞。

代表方：导痰汤加减。

方解：半夏、制南星、生姜燥湿化痰和胃；橘红、枳实理气化痰；冬瓜皮、泽泻淡渗利湿；决明子通便；莱菔子消食化痰；白术、茯苓健脾化湿；甘草调和诸药。

（3）脾虚不运证

脉象：脉濡细。

症状：肥胖臃肿，神疲乏力，身体困重，胸闷脘胀，四肢轻度浮肿，晨轻暮重，劳累后明显，饮食如常或偏少，既往多有暴饮暴食史，小便不利，便溏或便秘，舌淡胖，边有齿印，苔薄白或白腻。

证机：脾胃虚弱，运化无权，水湿内停。

治法：健脾益气，渗利水湿。

代表方：参苓白术散合防己黄芪汤加减。

方解：党参、黄芪、茯苓、白术、甘草、大枣健脾益气；桔梗性上浮，兼益肺气；山药、扁豆、薏苡仁、莲子肉渗湿健脾；陈皮、砂仁理气化滞，醒脾和胃；防己、猪苓、泽泻、车前子利水渗湿。

（4）脾肾阳虚证

脉象：脉沉细。

症状：形体肥胖，颜面虚浮，神疲嗜卧，气短乏力，腹胀便溏，自汗气喘，动则更甚，畏寒肢冷，下肢浮肿，尿昼少夜频，舌淡胖，苔薄白。

证机：脾肾阳虚，气化不行，水饮内停。

治法：温补脾肾，利水化饮。

代表方：真武汤合苓桂术甘汤加减。

方解：附子、桂枝补脾肾之阳，温阳化气；茯苓、白术健脾利水化饮；白芍敛阴；甘草和中；生姜温阳散寒。

【预防调护】

肥胖病人积极预防，饮食宜清淡，宜低糖、低脂、低盐；忌多食、暴饮暴食，忌食零食。适当体育锻炼或体力劳动。本病的治疗应持之以恒，坚持治疗。

癌病

【病因病机】

癌病是多种恶性肿瘤的总称，以脏腑组织发生异常增生为基本特征。临床表现主要为肿块逐渐增大，表面高低不平，质地坚硬，时有疼痛、发热，并常伴见食欲减弱、乏力、日渐消瘦等全身症状。

癌病是发生于五脏六腑、四肢百骸的一类恶性疾病，多由于正气内虚，感受邪毒，情志怫郁，饮食损伤，宿有旧疾等因素，使脏腑功能失调，气血津液运行失常，产生气滞、血瘀、痰凝、湿浊、热毒等病理变化，蕴结于脏腑组织，相互搏结，日久积滞而成。

【辨证论治】

1. 脑瘤

（1）痰瘀阻窍证

脉象：脉涩。

症状：头晕头痛，项强，目眩，视物不清，呕吐，失眠健忘，肢体麻木，面唇暗红或紫暗，舌质紫暗，或有瘀点、瘀斑。

证机：痰瘀互结，阻滞清窍。

治法：息风化痰，祛瘀通窍。

代表方：通窍活血汤。本方有活血通窍的功效，适用于瘀血阻窍证。

方解：石菖蒲芳香开窍；桃仁、红花、川芎、赤芍、三七活血化瘀；白芥子、胆南星化痰散结。

（2）风毒上扰证

脉象：脉弦。

症状：头痛头晕，耳鸣目眩，视物不清，呕吐，面红目赤，失眠健

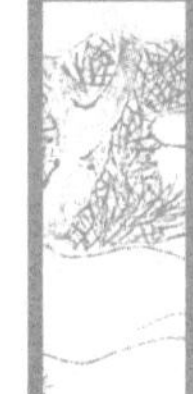

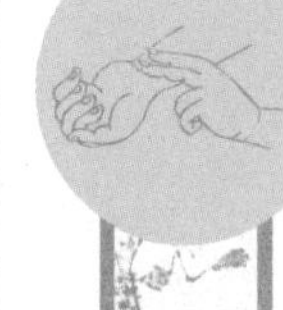

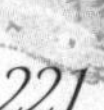

忘，肢体麻木，咽干，大便干燥，重则抽搐、震颤，或偏瘫，或角弓反张，或神昏谵语，项强，舌质红或红绛，苔黄。

证机：阳亢化风，热毒内炽，上扰清窍。

治法：平肝潜阳，清热解毒。

代表方：天麻钩藤饮合黄连解毒汤。前方清肝息风，清热活血，补益肝肾，适用于肝阳偏亢者；后方清热泻火，凉血解毒，适用于火热邪毒炽盛之病证。

方解：天麻、钩藤、石决明平肝潜阳；山栀、黄芩、黄连、黄柏泻火解毒；牛膝引血下行；杜仲、桑寄生补益肝肾；夜交藤、茯神安神定志。

（3）阴虚动风证

脉象：脉弦细或细数。

症状：头痛头晕，神疲乏力，虚烦不宁，肢体麻木，语言謇涩，颈项强直，手足蠕动或震颤，口眼㖞斜，偏瘫，口干，小便短赤，大便干，舌质红，苔薄。

证机：肝肾阴亏，虚风内动。

治法：滋阴潜阳息风。

代表方：大定风珠。本方具有滋液填阴、育阴潜阳息风的功能，适用于脑瘤阴虚动风者。

方解：阿胶、熟地黄、白芍滋养肝肾之阴；龟板、鳖甲、牡蛎育阴潜阳息风；钩藤、僵蚕息风止痉。

2. 肺癌

（1）瘀阻肺络证

脉象：脉细弦或细涩。

症状：咳嗽不畅，胸闷气憋，胸痛有定处，如锥如刺，或痰血暗红，口唇紫暗，舌质暗或有瘀点、瘀斑，苔薄。

证机：气滞血瘀，痹阻于肺。

治法：行气活血，散瘀消结。

代表方：血府逐瘀汤加减。本方有活血化瘀、理气止痛的功效，适用于肺癌瘀阻肺络者。

方解：桃仁、红花、川芎、赤芍、牛膝活血化瘀；当归、熟地黄养血活血；柴胡、枳壳疏肝理气；甘草调和诸药。

（2）痰湿蕴肺证

脉象：脉滑。

症状：咳嗽咯痰，气憋，痰质稠黏，痰白或黄白相间，胸闷胸痛，纳呆便溏，神疲乏力，舌质淡，苔白腻。

证机：脾虚生痰，痰湿蕴肺。

治法：健脾燥湿，行气祛痰。

代表方：二陈汤合瓜蒌薤白半夏汤加减。前方燥湿化痰；后方宽胸散结。适用于痰浊中阻，咳嗽痰多，胸闷胸痛者。

方解：陈皮、法半夏、茯苓理气燥湿化痰；瓜蒌、薤白行气祛痰，宽胸散结；紫菀、款冬花止咳化痰。

（3）阴虚热毒证

脉象：脉细数或数大。

症状：咳嗽无痰或少痰，或痰中带血，甚则咯血不止，胸痛，心烦寐差，低热盗汗，或热势壮盛，久稽不退，口渴，大便干结，舌质红，舌苔黄。

证机：肺阴亏虚，热毒炽盛。

治法：养阴清热，解毒散结。

代表方：沙参麦冬汤合五味消毒饮加减。前方养阴清热，适用于肺阴亏虚者；后方以清热解毒为主，适用于热毒炽盛者。

方解：沙参、玉竹、麦冬、甘草、桑叶、天花粉养阴清热；金银花、野菊花、蒲公英、紫花地丁、紫背天葵清热解毒散结。

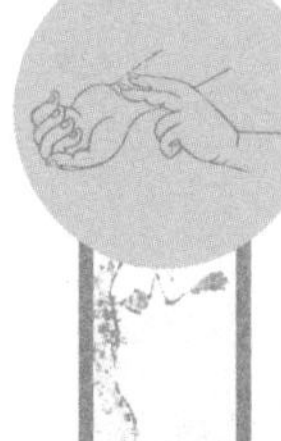

（4）气阴两虚证

脉象：脉细弱。

症状：咳嗽痰少，或痰稀而黏，咳声低弱，气短喘促，神疲乏力，面色㿠白，形瘦恶风，自汗或盗汗，口干少饮，舌质红或淡。

证机：气虚阴伤，肺痿失用。

治法：益气养阴。

代表方：生脉散合百合固金汤加减。前方益气生津，适用于气阴两伤者；后方养阴清热，润肺化痰，适用于肺虚阴伤而有热者。

方解：人参大补元气；麦冬养阴生津；五味子敛补肺津；生地黄、熟地黄、玄参滋阴补肾；当归、芍药养血平肝；百合、麦冬、甘草润肺止咳；桔梗止咳祛痰。

加减：气虚症状明显者，加生黄芪、太子参、白术等益气补肺健脾；咯痰不利，痰少而黏者，加贝母、百部、杏仁利肺化痰。若肺肾同病，阴损及阳，出现以阳气虚衰为突出临床表现时，可选用右归丸温补肾阳。

3. 大肠癌

（1）湿热郁毒证

脉象：脉滑数。

症状：腹部阵痛，便中带血或黏液脓血便，里急后重，或大便干稀不调，肛门灼热，或有发热、恶心、胸闷、口干、小便黄等症，舌质红，苔黄腻。

证机：肠腑湿热，灼血为瘀，热盛酿毒。

治法：清热利湿，化瘀解毒。

代表方：槐角丸加减。本方有清热燥湿、泻火解毒、凉血止血、疏风理气之功，适用于湿热下注，瘀毒互结之大肠癌。

方解：槐角、地榆、侧柏叶凉血止血；黄芩、黄连、黄柏清热燥湿，泻火解毒；荆芥、防风、枳壳疏风理气；当归尾活血祛瘀。

（2）瘀毒内阻证

脉象：脉涩。

症状：腹部拒按，或腹内结块，里急后重，大便脓血，色紫暗，量多，烦热口渴，面色晦暗，或有肌肤甲错，舌质紫暗或有瘀点、瘀斑。

证机：瘀血内结，瘀滞化热，热毒内生。

治法：活血化瘀，清热解毒。

代表方：膈下逐瘀汤加减。本方有活血通经、化瘀止痛、理气的功效、适用于瘀血阻滞重者。由于瘀血常壅遏化热，故适当配伍清热解毒之品。

方解：桃仁、红花、五灵脂、延胡索、牡丹皮、赤芍、当归、川芎活血通经，化瘀止痛；香附、乌药、枳壳调理气机；黄连、黄柏、败酱草清热解毒；甘草调和诸药。

（3）脾肾双亏证

脉象：脉沉细弱。

症状：腹痛喜温喜按，或腹内结块，下利清谷或五更泄泻，或见大便带血，面色苍白，少气无力，畏寒肢冷，腰酸膝冷，苔薄白，舌质淡胖，有齿痕。

证机：脾肾气虚，气损及阳。

治法：温阳益精。

代表方：大补元煎加减。本方健脾益气，补肾填精，适用于脾肾精气亏虚。

方解：人参、山药、黄芪健脾益气；熟地黄、杜仲、枸杞子、山茱萸补肾填精；肉苁蓉、巴戟天温肾助阳。

（4）肝肾阴虚证

脉象：脉弦细数。

症状：腹痛隐隐，或腹内结块，便秘，大便带血，腰膝酸软，头晕耳鸣，视物昏花，五心烦热，口咽干燥，盗汗，遗精，月经不调，形瘦纳差，舌红少苔。

证机：肝肾阴伤，阴虚火旺。

治法：滋肾养肝。

代表方：知柏地黄丸加减。本方滋补肝肾，清泻虚火，适用于肝肾阴虚，兼有火旺者。

方解：熟地黄、山茱萸、山药、泽泻、牡丹皮、茯苓滋补肝肾；知母、黄柏清泻虚火。

4. 肾癌、膀胱癌

（1）湿热蕴毒证

脉象：脉濡数。

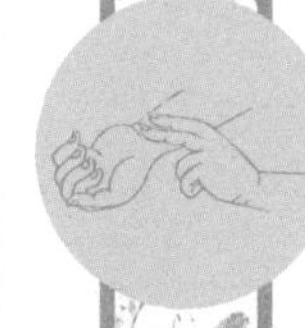

症状：腰痛，腰腹坠胀不适，尿血，尿急，尿频，尿痛，发热，消瘦，食欲减弱，舌红，苔黄腻。

证机：湿热蕴结下焦，膀胱气化不利。

治法：清热解毒利湿。

代表方：八正散或龙胆泻肝汤加减。前方清热利尿通淋，适用于下焦热盛者；后方清热利湿之力较强，适用于湿热俱盛者。

方解：瞿麦、萹蓄、车前子、泽泻、芒硝清热利尿通淋；连翘、龙胆草、栀子、黄芩清热解毒利湿；当归、生地黄养血益阴；柴胡疏肝理气；甘草调和诸药。

（2）瘀血内阻证

脉象：脉涩。

症状：面色晦暗，腰腹疼痛，甚则腰腹部肿块，尿血，发热，舌质紫暗或有瘀点、瘀斑，苔薄白。

证机：瘀血蓄结，壅阻气机。

治法：活血化瘀，理气散结。

代表方：桃红四物汤加减。本方活血化瘀之力较强，适用于瘀血内阻者。

方解：桃仁、红花、川芎、当归活血化瘀；白芍、熟地黄养血生新；香附、木香、枳壳理气散结。

（3）脾肾两虚证

脉象：脉沉细。

症状：腰痛，腹胀，尿血，腰腹部肿块，食欲减弱，呕恶，消瘦，气短乏力，便溏，畏寒肢冷，舌质淡，苔薄白。

证机：脾肾气虚，气损及阳。

治法：健脾益肾，软坚散结。

代表方：大补元煎加减。本方健脾益气，补肾填精，适用于脾肾不足者。

方解：人参、山药、黄芪健脾益气；熟地黄、杜仲、枸杞子、山茱萸补肾填精；海藻、昆布软坚散结。

（4）阴虚内热证

脉象：脉细数。

症状：腰痛，腰腹部肿块，五心烦热，口干，小便短赤，大便秘结，消瘦乏力，舌质红，苔薄黄少津。

证机：肝肾阴亏，虚火内生。

治法：滋阴清热，化瘀止痛。

代表方：知柏地黄丸加减。本方滋补肝肾，清泻虚火，适用于肝肾阴亏，虚火内生者。

方解：熟地黄、山茱萸、山药、泽泻、牡丹皮、茯苓滋补肝肾；知母、黄柏清泻虚火；延胡索、郁金活血化瘀止痛。

【预防调护】

保养精气，劳逸结合，养成良好的生活、饮食习惯，戒烟，保持心情愉快，加强必要的防护措施，对预防本病有重要的意义。加强普查工作能早期发现、早期诊断和早期治疗，也是防治癌病的重要手段。

第十五章 辨脉诊治肢体经络病证

痹证

【病因病机】

痹证是由于风、寒、湿、热等邪气闭阻经络，影响气血运行，导致肢体筋骨、关节、肌肉等处发生疼痛、重着、酸楚、麻木，或关节屈伸不利、僵硬、肿大、变形等症状的一种疾病。轻者病在四肢关节肌肉，重者可内舍于脏腑。

本病与西医学的结缔组织病、骨关节炎等疾病相关，如类风湿性关节炎、反应性关节炎、骨关节炎、强直性脊柱炎、痛风等。

痹证的发生与体质因素、气候条件、生活环境及饮食等有密切关系。正虚卫外不固是痹证发生的内在基础，感受外邪是痹证发生的外在条件。邪气闭阻经脉为其病机根本，病变多累及肢体筋骨、肌肉、关节，甚则影响脏腑。

【辨证论治】

1. 风寒湿痹

（1）行痹

脉象：脉浮或浮缓。

症状：肢体关节、肌肉疼痛、酸楚，屈伸不利，活动受限，可涉及肢体多个关节，疼痛呈游走性，初起可见有恶风、发热等表证，舌苔薄白。

证机：风邪兼夹寒湿，留滞经脉，痹阻气血。

治法：祛风通络，散寒除湿。

代表方：防风汤加减。

方解：防风、麻黄、桂枝、葛根祛风散寒，解肌通络止痛；当归养血活血通络；茯苓、生姜、大枣、甘草健脾渗湿，调和营卫。

（2）痛痹

脉象：脉弦紧。

症状：肢体关节疼痛，痛势较剧，部位固定，遇寒则痛甚，得热则痛缓，关节屈伸不利，局部皮色不红，皮肤或有寒冷感，时有肌肉酸楚疼痛，舌质淡，舌苔薄白。

证机：寒邪兼夹风湿，留滞经脉，闭阻气血。

治法：温经散寒，祛风除湿。

代表方：乌头汤加减。

方解：制川乌、麻黄温经散寒，除湿止痛；芍药、甘草、蜂蜜缓急止痛；黄芪益气固表，利血通痹。

（3）着痹

脉象：脉濡缓。

症状：肢体关节、肌肉酸楚、重着、疼痛，或有肿胀，关节活动不利，肌肤麻木不仁，胸脘痞闷，食少纳呆，大便不爽，舌质淡，舌苔白腻。

证机：湿邪兼夹风寒，留滞经脉，闭阻气血。

治法：除湿通络，祛风散寒。

代表方：薏苡仁汤。

方解：薏苡仁、苍术、甘草益气健脾除湿；羌活、独活、防风祛风除湿；麻黄、桂枝、制川乌温经散寒，祛湿止痛；当归、川芎养血活血通脉。

2. 风湿热痹

脉象：脉滑数或浮数。

症状：肢体关节疼痛，可涉及一个或多个关节，活动不便，局部灼热红肿，痛不可触，得冷则舒，可有皮下结节或红斑，常伴有发热、恶风、汗出、口渴、烦躁不安、尿黄、便干等全身症状，舌质红，舌苔黄或黄腻。

证机：风湿热邪壅滞经脉，气血痹阻不通。

治法：清热通络，祛风除湿。

代表方：白虎加桂枝汤合宣痹汤。

方解：生石膏、知母、黄柏、连翘清热坚阴；桂枝疏风解肌通络；

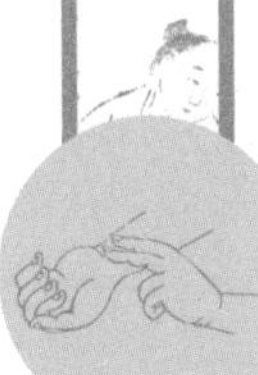

防己、杏仁、薏苡仁、滑石、赤小豆、蚕沙清利湿热，通络宣痹。

3. 痰瘀痹阻证

脉象：脉弦涩。

症状：关节肌肤紫暗、肿胀，按之较硬，肢体顽麻或重着，关节肿大、刺痛、僵硬、变形，屈伸不利，有硬结、瘀斑，面色黧黑，眼睑浮肿，或胸闷痰多，舌质紫暗或有瘀斑，舌苔白腻。

证机：痰瘀互结，留滞肌肤，闭阻经脉。

治法：化痰行瘀，蠲痹通络。

代表方：双合汤。

方解：桃仁、红花、当归、川芎、白芍活血化瘀，通络止痛；茯苓、半夏、陈皮、白芥子、竹沥、姜汁健脾化痰。

4. 肝肾亏虚证

脉象：脉沉细弱或细数。

症状：痹证日久不愈，关节屈伸不利，肌肉瘦削，腰膝酸软，或畏寒肢冷，阳痿，遗精，大便溏薄，小便清长，或骨蒸劳热，心烦口干，舌质淡红，舌苔薄白或少津。

证机：肝肾不足，筋脉失于濡养、温煦。

治法：培补肝肾，舒筋止痛。

代表方：独活寄生汤加减。

方解：熟地黄、肉苁蓉、五味子滋阴补肾，养血暖肝；鹿茸、菟丝子、牛膝、杜仲补肝肾，壮筋骨；桑寄生、天麻、木瓜祛风湿，舒筋通络止痛。

【预防调护】

痹证病人平素应注意防风、防寒、防潮，避免久居湿地，以水为事。病情较重者应卧床休息。

痉证

【病因病机】

痉证是以项背强直，四肢抽搐，甚至角弓反张为主要临床表现的一种病证。

西医学中各种原因引起的高热惊厥以及某些中枢神经系统病变，如流行性脑脊髓膜炎、流行性乙型脑炎、中毒性脑病、脑脓肿、脑寄生虫病、脑血管疾病等出现痉证表现者，均可参照本节辨证论治。

痉证的病因病机有外感和内伤两方面。外感主要是由于感受风、寒、湿、热之邪，壅阻经脉，气血不畅，或热盛动风而致痉。内伤主要是肝肾阴虚，肝阳上亢，亢阳化风而致痉，或阴虚血少，筋脉失养，虚风内动而致痉。

【辨证论治】

（1）邪壅经络证

脉象：脉浮紧。

症状：头颈疼痛，项背强直，恶寒发热，无汗或汗出，肢体酸重，甚至口噤不语，四肢抽搐，舌苔薄白或白腻。

证机：风寒湿邪侵于肌表，壅滞经络。

治法：祛风散寒，燥湿和营。

代表方：羌活胜湿汤。

方解：羌活、独活、防风、藁本、川芎、蔓荆子祛风胜湿；葛根、白芍、甘草解肌和营，缓急止痉。

（2）肝经热盛证

脉象：脉弦数或弦细数。

症状：高热头痛，口噤龂齿，手足躁动，甚则项背强急，四肢抽搐，角弓反张，神志不清，舌质红绛，舌苔薄黄或少苔。

证机：邪热炽盛，动风伤津，筋脉失和。

治法：清肝潜阳，息风镇痉。

代表方：羚角钩藤汤。

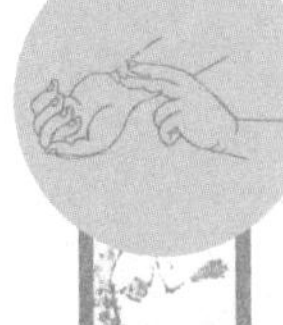

方解：水牛角、钩藤、桑叶、菊花凉肝息风止痉；川贝母、竹茹清热化痰以通络；茯神宁神定志；白芍、生地黄、甘草酸甘化阴，补养肝血，缓急止痉。

（3）阳明热盛证

脉象：脉洪数。

症状：壮热汗出，项背强急，四肢抽搐，甚则角弓反张，腹满便结，口渴喜冷饮，小便黄赤，舌质红，苔黄燥。

证机：阳明胃热亢盛，腑气不通，热盛伤津，筋脉失养。

治法：清胃泄热，息风止痉。

代表方：白虎汤合增液承气汤。

方解：生石膏、知母、玄参、生地黄、麦冬清热养阴生津，濡润筋脉；大黄、芒硝软坚润燥，荡涤胃腑积热；粳米、甘草和胃养阴。

（4）心营热盛证

脉象：脉细数。

症状：高热烦躁，神昏谵语，项背强急，四肢抽搐，甚则角弓反张，舌质红绛，少苔或剥苔。

证机：热入心营，扰动神明，灼伤阴津，筋脉失养。

治法：清心透营，开窍止痉。

代表方：清营汤。

方解：水牛角、莲子心、淡竹叶、连翘清心泄热，凉血解毒；玄参、生地黄、麦冬滋阴养津。

（5）痰浊阻滞证

脉象：脉滑或弦滑。

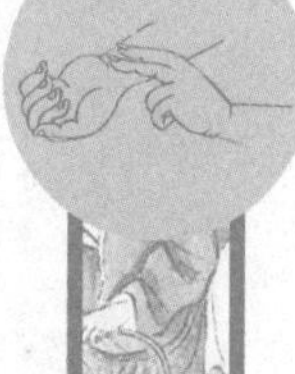

症状：头痛昏蒙，项背强急，四肢抽搐，胸脘满闷，呕吐痰涎，舌苔白腻。

证机：痰浊中阻，上蒙清窍，经络阻塞，筋脉失养。

治法：豁痰开窍，息风止痉。

代表方：导痰汤。

方解：半夏、石菖蒲、陈皮、胆南星、姜汁、竹沥豁痰化浊开窍；

茯苓、白术健脾化湿；全蝎、地龙、蜈蚣息风止痉。

（6）阴血亏虚证

脉象：脉细数。

症状：项背强急，四肢麻木，或筋惕肉瞤，头目昏眩，自汗，神疲气短，或低热，角弓反张，舌质淡或舌红无苔。

证机：失血或伤津，阴血亏耗，筋脉失养。

治法：滋阴养血，息风止痉。

代表方：四物汤合大定风珠。

方解：生地黄、熟地黄、白芍、麦冬、阿胶、五味子、当归、麻子仁补血滋阴柔肝；生龟板、生鳖甲、生牡蛎息风止痉；鸡子黄养阴宁心。

【预防调护】

痉证病人应重视劳逸结合，慎防感染。对痉证先兆症状密切观察，及时处理。对痉证病人护理要周到。

痿证

【病因病机】

痿证是指肢体筋脉弛缓，软弱无力，不能随意运动，或伴有肌肉萎缩的一种病证，临床以下肢痿弱较为常见，亦称“痿躄”。

西医学的多发性神经根炎、运动神经元疾病、脊髓病变、重症肌无力、周期性瘫痪等表现为肢体痿软无力，不能随意运动者，均可参照本节辨证论治。

外感温热毒邪，内伤情志，饮食劳倦，先天不足，房事不节，跌打损伤以及接触神经毒性药物等，均可导致五脏受损，精津不足，气血亏耗，肌肉筋脉失养，而发为痿证。

【辨证论治】

（1）肺热津伤证

脉象：脉细数。

症状：发病急，病起发热，或热后突然出现肢体软弱无力，皮肤干燥，心烦口渴，咳呛少痰，咽干不利，小便黄赤或热痛，大便干燥，

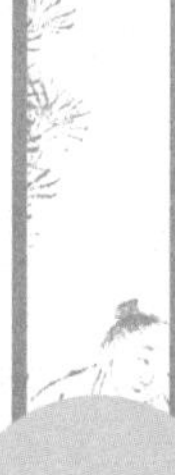

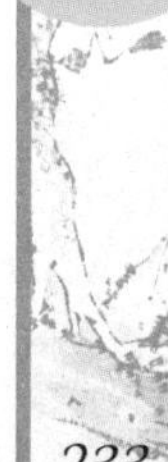

舌质红，苔黄。

证机：肺燥津伤，五脏失润，筋脉失养。

治法：清热润燥，养肺生津。

代表方：清燥救肺汤加减。

方解：北沙参、西洋参、麦冬、生甘草甘润生津养阴；阿胶、胡麻仁养阴血以润燥；生石膏、桑叶、苦杏仁、炙杷叶清热宣肺。

（2）湿热浸淫证

脉象：脉细数而濡。

症状：起病较缓，逐渐出现肢体困重，痿软无力，尤以下肢或两足痿弱为甚，兼见微肿，手足麻木，扪及微热，喜凉恶热，或有发热，胸脘痞闷，小便赤涩热痛，大便不爽，舌质红，舌苔黄腻。

证机：湿热浸淫，壅遏经脉，营卫受阻。

治法：清热利湿，通利经脉。

代表方：加味二妙散。

方解：苍术、黄柏清热燥湿；防己、薏苡仁渗湿利水；蚕沙、木瓜、牛膝利湿通经活络；龟板滋阴益肾强骨。

加减：若湿邪偏盛，胸脘痞闷，肢重且肿者，加厚朴、茯苓、枳壳、陈皮以理气化湿；夏令季节，加藿香、佩兰芳香化浊，健脾祛湿。

（3）脾胃虚弱证

脉象：脉细。

症状：起病缓慢，肢体软弱无力逐渐加重，神疲肢倦，肌肉萎缩，少气懒言，纳呆便溏，面浮不华，舌淡，苔薄白。

证机：脾虚不健，生化乏源，气血亏虚，筋脉失养。

治法：补中益气，健脾升清。

代表方：参苓白术散合补中益气汤。

方解：人参、白术、山药、扁豆、莲肉、甘草、大枣补脾益气；黄芪、当归益气养血；薏苡仁、茯苓、砂仁、陈皮健脾理气化湿；升麻、柴胡升举清阳；神曲消食行滞。

（4）肝肾亏损证

脉象：脉细数。

症状：起病缓慢，渐见肢体痿软无力，尤以下肢明显，腰膝酸软，不能久立，甚至步履全废，腿胫大肉渐脱，或伴有眩晕耳鸣，舌咽干燥，遗精或遗尿，或妇女月经不调，舌红少苔。

证机：肝肾亏虚，阴精不足，筋脉失养。

治法：补益肝肾，滋阴清热。

代表方：虎潜丸加减。

方解：虎骨（可用狗骨代替）、牛膝壮筋骨，利关节；熟地黄、龟板、知母、黄柏填精补髓，滋阴补肾，清虚热；锁阳温肾益精；当归、白芍养血柔肝；陈皮、干姜理气温中和胃，既防苦寒败胃，又使滋补而不滞。

（5）脉络瘀阻证

脉象：脉涩不利。

症状：久病体虚，四肢痿弱，肌肉消瘦，手足麻木不仁，四肢青筋显露，可伴有肌肉活动时隐痛不适，舌质紫暗红或有瘀点、瘀斑。

证机：气虚血瘀，阻滞经络，筋脉失养。

治法：益气养营，活血行瘀。

代表方：圣俞汤合补阳还五汤。

方解：人参、黄芪益气；当归、川芎、熟地黄、白芍养血和血；川牛膝、地龙、桃仁、红花、鸡血藤活血化瘀通脉。

【预防调护】

痿证病人应避居湿地，防御外邪侵袭，加强日常护理，进行适当锻炼，注意精神、饮食调养。

颤证

【病因病机】

颤证是以头部或肢体摇动颤抖，不能自制为主要临床表现的一种病证。轻者表现为头摇动或手足微颤，重者可见头部振摇，肢体颤

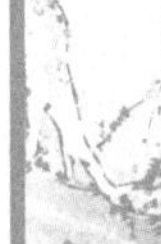

动不止，甚则肢节拘急，失去生活自理能力。颤证又称“震掉”“颤振”“颤震”。

西医学的震颤麻痹、肝豆状核变性、特发性震颤、甲状腺功能亢进症等，凡具有颤证临床特征的锥体外系疾病和某些代谢性疾病，均可参照本节辨证论治。

【辨证论治】

（1）风阳内动证

脉象：脉弦或弦数。

症状：剧烈的头摇肢颤，不能自主，眩晕耳鸣，面赤，急躁易怒，心情紧张时颤动加重，伴有肢体麻木，口苦而干，语言迟缓不清，尿赤，大便干，舌质红，苔黄。

证机：肝郁阳亢，化火生风，扰动筋脉。

治法：镇肝息风，舒筋止颤。

代表方：天麻钩藤饮合镇肝息风汤。

方解：天麻、钩藤、石决明、代赭石、生龙骨、生牡蛎镇肝息风止颤；生地黄、白芍、玄参、龟板、天门冬育阴清热，潜阳息风；怀牛膝、杜仲、桑寄生滋补肝肾；黄芩、山栀清热泻火；夜交藤、茯神宁心安神。

（2）痰热风动证

脉象：脉弦滑数。

症状：头摇不止，肢麻震颤，重则手不能持物，头晕目眩，胸脘痞闷，口苦口黏，甚则口吐痰涎，表情呆滞，反应迟钝，大便不爽，舌体胖大，有齿痕，舌质红，舌苔黄腻。

证机：痰热内蕴，热极生风，筋脉失约。

治法：清热化痰，平肝息风。

代表方：导痰汤合羚角钩藤汤。

方解：半夏、胆南星、竹茹、川贝母、黄芩清热化痰；羚羊角、桑叶、钩藤、菊花平肝息风止颤；生地黄、生白芍、甘草育阴清热，缓急止颤；橘红、茯苓、枳实健脾理气。

（3）气血亏虚证

脉象：脉沉濡无力或沉细。

症状：头摇肢颤，面色㿠白，表情淡漠，神疲乏力，动则气短，心悸健忘，眩晕，纳呆，舌体胖大，舌质淡红，舌苔薄白。

证机：气血两虚，筋脉失养，虚风内动。

治法：益气养血，濡养筋脉。

代表方：人参养荣汤。

方解：熟地黄、白芍、人参、白术、黄芪、茯苓、炙甘草健脾益气养血；肉桂助阳，鼓舞气血生长；天麻、钩藤、珍珠母平肝息风止颤；五味子、远志养心安神。

（4）髓海不足证

脉象：脉沉弦无力或弦细而紧。

症状：头摇肢颤，持物不稳，腰膝酸软，失眠心烦，头晕，耳鸣，健忘，重则神呆，啼笑反常，舌质红，舌苔薄白。

证机：髓海不足，神机失养，肢体筋脉失主。

治法：填精补髓，育阴息风。

代表方：龟鹿二仙膏合大定风珠。

方解：龟板、鳖甲、生牡蛎、钩藤、鸡子黄、阿胶育阴潜阳，平肝息风；枸杞子、鹿角、熟地黄、生地黄、白芍、麦冬、麻仁补益肝肾，滋阴养血润燥；人参、山药、茯苓健脾益气，化生气血；五味子、甘草酸甘化阴，安神。

（5）阳气虚衰证

脉象：脉沉迟无力。

症状：头摇肢颤，筋脉拘挛，畏寒肢冷，四肢麻木，心悸懒言，动则气短，自汗，小便清长或遗精、阳痿、早泄，腹中冷痛，大便溏薄，语声低微，舌质淡，舌苔薄白。

证机：阳气虚衰，失于温煦，筋脉不用。

治法：补肾助阳，温煦筋脉。

代表方：地黄饮子。

方解：附子、肉桂、巴戟天补肾助阳；山萸肉、熟地黄补肾填精；党参、白术、茯苓、生姜补气健脾，祛痰除湿；白芍、甘草缓急止痛。

【预防调护】

本病病人应注意生活调摄，保持情绪稳定、心情舒畅，避免忧思、郁怒等不良精神刺激，饮食宜清淡、富有营养，忌暴饮暴食及嗜食肥甘厚味，戒除烟酒等不良嗜好。

腰痛

【病因病机】

腰痛又称“腰脊痛”，是指因外感、内伤或跌仆外伤导致腰部气血运行不畅，或失于濡养，引起腰脊或脊旁部位疼痛为主要症状的一种病证。

西医学的腰肌纤维炎、强直性脊柱炎、腰椎骨质增生、腰椎间盘病变、腰肌劳损等腰部病变以及某些内脏疾病，凡以腰痛为主要症状者，可参考本节辨证论治。

腰痛病因为内伤、外感与跌仆外伤。其病机为筋脉痹阻，腰府失养。

【辨证论治】

（1）寒湿腰痛

脉象：脉沉紧或沉迟。

症状：腰部冷痛重着，转侧不利，逐渐加重，静卧痛不减，寒冷和阴雨天加重，恶寒肢冷，舌质淡，苔白腻。

证机：寒湿闭阻，气血不畅，经脉不利。

治法：散寒除湿，温经通络。

代表方：甘姜苓术汤。

方解：干姜、桂枝、甘草、牛膝温经散寒，通络止痛；茯苓、白术健脾渗湿；杜仲、桑寄生、续断补肾壮骨。

（2）湿热腰痛

脉象：脉濡数或弦数。

症状：腰部疼痛，重着而热，暑湿阴雨天气症状加重，活动后可减轻，身体困重，胸脘痞闷，口苦口黏，小便短赤，大便黏滞不爽，舌质红，苔黄腻。

证机：湿热壅遏，经气不畅，筋脉失舒。

治法：清热利湿，舒筋通络。

代表方：四妙丸。

方解：苍术、黄柏、薏苡仁清利下焦湿热；木瓜、络石藤舒筋通络止痛；川牛膝通利筋脉，引药下行，兼能强壮腰脊。

（3）瘀血腰痛

脉象：脉弦涩。

症状：腰痛如刺，痛有定处，痛处拒按，痛如刀割针刺，日轻夜重，轻者俯仰不便，重则不能转侧，舌质暗紫，或有瘀斑，病势急暴，突然发病者，有跌仆闪挫病史。

证机：瘀血阻滞，经脉痹阻，不通则痛。

治法：活血化瘀，通络止痛。

代表方：身痛逐瘀汤。

方解：当归、川芎、桃仁、红花、䗪虫活血祛瘀，疏通经脉；香附、没药、五灵脂、地龙行气活血，通络止痛，祛瘀消肿；牛膝活血化瘀，引药下行，并能强壮腰脊。

（4）肾阴虚

脉象：脉弦细数。

症状：腰部隐隐作痛，酸软无力，缠绵不愈，心烦少寐，口燥咽干，面色潮红，手足心热，盗汗遗精，舌红少苔。

证机：肾阴不足，不能濡养腰脊。

治法：滋补肾阴，濡养筋脉。

代表方：左归丸。

方解：熟地黄、枸杞子、山萸肉、山药、龟板胶以滋补肾阴；菟丝子、鹿角胶、牛膝温肾壮腰，阳中求阴。

（5）肾阳虚

脉象：脉沉细。

症状：腰部隐隐作痛，酸软无力，缠绵难愈，局部发凉，喜温喜按，遇劳更甚，卧则减轻，常反复发作，少腹拘急，面色㿠白，肢冷畏寒，阳痿早泄，小便清长，大便溏薄，舌质淡。

证机：肾阳不足，不能温煦筋脉。

治法：补肾壮阳，温煦筋脉。

代表方：右归丸。

方解：肉桂、附子、鹿角胶、杜仲、菟丝子温阳补肾，强壮腰脊，熟地黄、山萸肉、枸杞子滋阴益肾，阴中求阳。

【预防调护】

腰痛病人应注意在日常生活中要保持正确的坐、卧、行体位，劳逸适度，不可强力负重，避免腰部跌仆、闪挫。急性腰痛者，应及时治疗，愈后注意休息调养，以巩固疗效。避免劳欲太过，防止感受外邪，经常活动腰部，或进行腰部自我按摩、练太极拳等体育活动，有助于腰痛的康复。